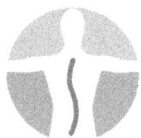 KESEHATAN DI TANGAN ANDA

Panduan Esensial untuk
Skoliosis dan Kesehatan Kehamilan

Tentang dr. Kevin Lau

I0039332

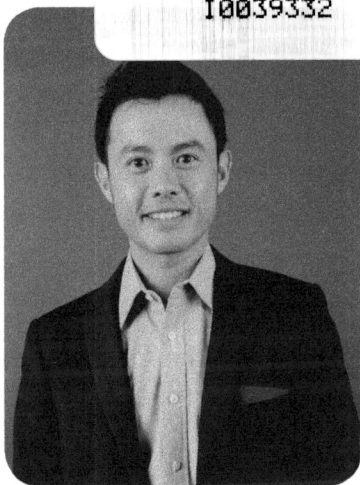

Dokter Kevin Lau adalah penemu Kesehatan di Tangan Anda, suatu paket program pencegahan dan penyembuhan Skoliosis. Paket ini meliputi bukunya, Program Pencegahan dan Penyembuhan Skoliosis untuk Anda, (dalam bahasa Inggris, Spanyol, Cina, Jepang, Korea, Italia, Prancis, dan Jerman), dilengkapi dengan DVD Latihan untuk Pencegahan dan Perbaikan Skoliosis, dan aplikasi seluler inovatif untuk peranti iPhone dan Android, ScolioTrack.

Kevin Lau adalah seorang Dokter Kiropraktik lulusan Universitas RMIT di Melbourne, Australia dan Master Nutrisi Holistis. Ia pun merupakan anggota Masyarakat Internasional untuk Ortopedik Skoliosis dan Terapi Rehabilitasi (SOSORT), suatu perkumpulan internasional terkemuka dalam hal perawatan konservatif terhadap kelainan bentuk tulang belakang, dan anggota Asosiasi Kiropraktik Amerika (ACA), asosiasi profesional terbesar di AS.

Dialah orang pertama di Singapura yang menyediakan terapi skoliosis tanpa-bedah pada 2005 dengan mengkaji Metode Latihan Schroth dan kemudian bekerja pada suatu klinik yang menerapkan Metode Institusi Bersih. Selama masa ini ia mengabdikan diri untuk mengembangkan, menerapkan, dan mengajari orang lain tentang solusi skoliosis tanpa-bedah.

Dokter Kevin telah menyelesaikan 3 tesis, "Peran Kalsium dan Vitamin D dalam Mencegah Rendahnya Kepadatan Tulang dan Skoliosis Idiopatik Remaja pada Wanita Prapuber." Dengan risetnya mengenai kondisi tulang belakang, dialah pengarang dan penerbit "Program Pencegahan dan Penyembuhan Skoliosis untuk Anda" yang telah diterjemahkan ke dalam bahasa Cina, Jepang, Spanyol, Prancis, dan Jerman. Dokter Lau memadukan pendidikan universitas dan pengalaman praktik pencegahan dan penyembuhan alami untuk menghasilkan pendekatan perawatan kesehatan yang unik.

Mendalami & menyebarluaskan kebenaran tentang nutrisi, penyakit, dan penyembuhan, serta mendidik semua orang dari segala lapisan di seluruh dunia merupakan tujuan hidupnya. Kevin Lau adalah penerima penghargaan Best Health-Care Provider Award dari Straits Time, koran terkemuka di Singapura dan menjadi sorotan TV, PrimeTime Channel News Asia.

Ingin mengenal dr. Kevin Lau lebih jauh, silakan kunjungi situswebnya, www.HIYH.info.

Silakan mengobrol dengannya di Facebook, Twitter, Google+, atau blog. Ia akan senang mendengarkan Anda!

www.facebook.com/Skoliosis.id

www.twitter.com/drkevinlau

www.gplus.to/drkevinlau

www.drkevinlau.blogspot.com

Pernyataan Misi dr. Kevin Lau

Penyembuhan sejati skoliosis terletak dalam eradikasi akar masalahnya. Karena itu, saya menegaskan kembali komitmen saya terhadap dunia riset untuk menyingkap faktor penyebab skoliosis. Riset saat ini terbatas pada analisis teknik-teknik perungkupan dan pembedahan yang hanya mengobati gejala dan dampaknya. Riset untuk mengidentifikasi dan menangani inti masalah skoliosis masih dalam cakupan yang sangat luas.

Sejalan dengan itu, saya berjanji untuk mempersembahkan sebagian dari buku-buku saya kepada dunia riset yang memfokuskan kajiannya pada akar masalah skoliosis, yang akan membantu kita melindungi generasi masa depan dari merebaknya kelainan bentuk tulang belakang.

SEKAPUR SIRIH

Dalam abad informasi ini, internet dapat menjadi sumber yang membingungkan dan tak dapat diandalkan bagi mereka yang mencari jawaban atas masalah kesehatannya yang unik. Menantang jadinya untuk menelusuri semua informasi ini dan menentukan sumber mana yang dapat diandalkan atau otoritatif secara medis. Dari buku ini, kita akan menemukan jawaban yang sangat dinantikan atas pertanyaan mengenai dua aspek paling penting dalam kasus kehamilan disertai skoliosis, yaitu Nutrisi & Latihan Fisik.

Saya merasa tersanjung ketika diberi kesempatan menyiapkan kata pengantar untuk buku sedemikian penting ini. Ikhtiar dr. Kevin Lau menulis buku tentang kehamilan dan skoliosis patut diacungi jempol, sebab merupakan topik yang memang membingungkan banyak orang. Siapakah yang dapat menjadi lebih baik dengan berbagi keahlian dan kecakapannya untuk memahami kompleksitas masalah hamil sambil mengidap skoliosis selain seorang kiropraktisi kawakan? Kevin Lau adalah seorang Dokter Kiropraktik lulusan Universitas RMIT di Melbourne (Australia) dan Master Nutrisi Holistis. Ia merupakan anggota Masyarakat Internasional untuk Ortopedik Skoliosis dan Terapi Rehabilitasi (SOSORT).

Buku ini merupakan sumber informasi yang sangat bagus bagi wanita pengidap skoliosis yang ingin menikmati proses kehamilan sambil merawat janin dalam kandungannya dengan cara sesehat mungkin. Saya merekomendasikan buku ini bagi setiap orang yang ingin memahami bagaimana skoliosis dapat memengaruhi kehamilan dan langkah apa yang dapat diambil untuk tetap menjaga kesehatannya.

Dr. Siddhant Kapoor,
M.B.B.S, D.N.B. Ahli Bedah Ortopedik

SOSORT

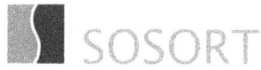

MASYARAKAT INTERNASIONAL UNTUK ORTOPEDIK DAN TERAPI REHABILITASI SKOLIOSIS

Sebagai pengakuan atas sumbangsihnya
dalam perawatan dan terapi konservatif skoliosis,

Kevin LAU, DC,
Singapura

Dengan ini menyatakan
Anggota Asosiasi SOSORT tahun 2012

Stefano Negrini, MD,
Presiden, Itali

Patrick Knott, PhD, PA-C,
Sekretaris Jenderal

ACA Asosiasi Kiropraktek Amerika

THE AMERICAN CHIROPRACTIC ASSOCIATION IS PLEASED TO GRANT THIS CERTIFICATE OF MEMBERSHIP TO

Kevin Lau, D.C.

I HEREBY CERTIFY THAT THIS DOCTOR OF CHIROPRACTIC IS A MEMBER OF THE AMERICAN CHIROPRACTIC ASSOCIATION, WHICH SUPPORTS PATIENTS' RIGHTS AND PATIENT TREATMENT REIMBURSEMENT, AND HAS PLEDGED TO ABIDE BY THE ACA CODE OF ETHICS, WHICH IS BASED UPON THE FUNDAMENTAL PRINCIPLE THAT THE PARAMOUNT PURPOSE OF THE CHIROPRACTOR'S PROFESSIONAL SERVICES SHALL BE TO BENEFIT THE PATIENT.

Keith S. Overland, DC
President

April 17, 2012
Date

ACA's PURPOSE
To provide leadership in health care and a positive vision for the chiropractic profession and its natural approach to health and wellness

ACA's MISSION
To preserve, protect, improve and promote the chiropractic profession and the services of Doctors of Chiropractic for the benefit of patients they serve

ACA's VISION
To transform health care from a focus on disease to a focus on wellness

Panduan Esensial untuk
Skoliosis dan
Kesehatan Kehamilan

Segala sesuatu yang perlu diketahui, bulan demi bulan,
tentang perawatan tulang belakang dan bayi.

Oleh dr. Kevin Lau DC.
Prakata oleh Dr. Siddant Kappor, MD.

KESEHATAN DI
TANGAN ANDA

Dr. Kevin Lau
302 Orchard Road #10-02A,
Tong Building (Rolex Centre),
Singapura 238862.

Untuk informasi lebih lanjut tentang DVD Latihan,
Buku Audio dan Aplikasi ScolioTrack untuk iPhone atau iPad, kunjungi:

www.HIYH.info
www.ScolioTrack.com

Dicetak di Indonesia

ISBN: 9789811147609

Penafian

Informasi yang disajikan dalam buku ini semata-mata bertujuan pendidikan. Bukan maksud kami menjadikannya sebagai petunjuk dalam mendiagnosis atau mengobati penyakit, juga bukan sebagai resep, atau pengganti nasihat, atau intervensi medis, atau terapi yang sebenarnya. Konsekuensi apa pun yang timbul dari penerapan informasi ini merupakan tanggung jawab pembaca. Baik penulis maupun penerbit tidak akan bertanggung jawab atas segala kerugian yang disebabkan atau diduga disebabkan oleh penerapan informasi dalam buku ini. Individu yang diketahui atau diduga mengalami masalah kesehatan sangat dianjurkan untuk berkonsultasi dengan ahli kesehatan bersertifikat sebelum menerapkan protokol apa pun dalam buku ini.

Persembahan

Buku ini saya persembahkan kepada keluarga dan pasien saya. Berkat cinta, dukungan, dan inspirasi mereka, saya dapat memahami dengan lebih baik mekanisme tulang belakang dan kesehatan yang optimal.

Ucapan Terima Kasih

MicroArts (Desainer Grafis, Pakistan) — Atas keseluruhan desain tata-letak buku dan berbagai masukan untuk membuat buku ini lebih mudah dibaca dan tampak lebih artistik.

Nemanja Stankovic (Ilustrator, Serbia) — Yang menggambar semua ilustrasi mengagumkan di dalam buku, dan citra menawan untuk sampul buku ini.

Dr. Siddhant Kapoor (Editor, Dokter Ortopedis) — Atas komitmen kuatnya terhadap kualitas, dan membuat saya tetap mengikuti perkembangan dunia riset medis terkini.

Bebe Battsetseg (Model, Mongolia) — Yang mempelajari dan mendemonstrasikan semua latihan fisik dalam buku ini secara terperinci.

Jericho Soh Chee Loon (Fotografer, Singapura) — Atas pengambilan gambar secara profesional.

Firmo Inosensi Saka (Penerjemah, Indonesia) - Atas kerja keras dalam menyelesaikan penerjemahan buku ini ke dalam bahasa Indonesia. Tetap semangat dan semakin lebih baik untuk kedepannya.

Dyah Mahasasi Swastantika (Editor, Indonesia) — Atas ketelitiannya dalam memeriksa dan mengedit naskah buku.

DAFTAR ISI

Pengantar
Kehamilan dan Skoliosis

Sekiranya Ibu cukup penasaran ingin membaca buku ini, saya berasumsi bahwa Ibu sudah menyadari apa itu skoliosis dan merasa cemas akan pengaruhnya pada kehamilan. Walaupun Ibu mungkin sudah mengumpulkan sejumlah informasi tentang skoliosis, masalah ini masih menjadi subyek banyak riset dan wacana di kalangan profesional medis.

Alasannya terutama terletak pada fakta bahwa para peneliti masih belum berhasil mengurai kesimpangsiuran alasan dan faktor penyebab skoliosis. Sebagian besar dokter konservatif juga mengklaim bahwa tiada obat untuk skoliosis selain rungkup dan bedah.

Di sisi lain, Ibu pun mungkin menemukan dokter yang berpandangan bahwa perbaikan skoliosis melalui pembedahan hanyalah upaya pengobatan terhadap gejalanya. Ada banyak kasus yang disebutkan dalam literatur bahwa gejala dan kelainan bentuk skoliosis kembali ke keadaan semula dalam waktu kurang dari lima tahun setelah operasi.

Ada berbagai teori, masih diperdebatkan, mengenai faktor penyebab skoliosis. Walaupun belum ada kesepakatan tentang penyebab dan pengobatan khusus skoliosis, terdapat data empiris bahwa satu kesatuan antara makanan yang baik, latihan fisik bertarget khusus, dan pola hidup sehat dapat membantu pengidap skoliosis menjalani hidup nyaman dan bahagia.

Kehamilan merupakan masa sulit bagi semua wanita, entah sebagai pengidap skoliosis atau bukan. Walaupun terdapat banyak gejala yang dimulai sejak trimester pertama hingga persalinan, tiada cara untuk mengetahui gejala khusus yang akan terlihat dalam kehamilan. Ada yang merasa mual selama beberapa bulan pertama, yang lain merasa tidak nyaman sama sekali. Yang lainnya mungkin mengalami refluks lambung sepanjang sembilan bulan kehamilan.

Walaupun tidak ada pola tertentu menyangkut kehamilan yang akan Ibu alami, terdapat beberapa pedoman yang dapat membantu menjadikannya sebagai pengalaman menakjubkan. Karena Ibu membawa beban ekstra setidaknya selama trimester terakhir, terjadi tekanan amat besar pada tulang belakang (selanjutnya dalam buku ini, tulang belakang ditulis spina). Bahkan ibu hamil non-pengidap skoliosis dianjurkan agar tidak mengangkat beban berat atau melakukan gerak badan yang dapat merusak spina seumur hidup.

Ibu hamil pengidap skoliosis perlu memperhatikan beberapa aspek khusus di samping memperhatikan aspek kehamilannya secara menyeluruh, karena skoliosis-nya. Apabila ibu hamil pengidap skoliosis menyadari kemungkinan komplikasi akibat kondisinya, ia dapat mempersiapkan diri untuk mencegah situasi bertambah parah.

Akan sangat membantu jika menyadari bahwa hamil sambil mengidap skoliosis tidak menghalangi persalinan normal dan tidak pula berarti tidak dapat memiliki bayi sehat. Demikian pula, skoliosis tidak selalu menimbulkan komplikasi selama hamil. Tetaplah bersemangat dan teruslah membaca untuk mengetahui apa yang diperlukan agar lengkungan punggung tidak menggantikan kehamilan.

BAB 1

APA ITU SKOLIOSIS?

Pengetahuan lengkap tentang skoliosis merupakan cara terbaik yang akan membantu seseorang memahami kondisinya. Karena itu, penting bahwa Ibu memahami segala aspek skoliosis Ibu sehingga sanggup menghadapinya dengan penuh kesadaran dan pemahaman. Mungkin tidak selalu praktis untuk menelepon atau mengunjungi dokter setiap satu dua hari untuk mendapatkan jawaban atas pertanyaan Ibu. Namun, pertanyaan seputar kehamilan dan dampak skoliosis terhadap kehamilan mungkin timbul dalam benak pada setiap tahap kehamilan.

Mungkin saja Ibu mengalami gejala spesifik pada tiap tahap kehamilan yang membuat ibu bertanya apakah skoliosis penyebabnya. Nyeri punggung mungkin bagian normal kehamilan atau bisa juga disebabkan oleh skoliosis. Ibu mungkin agak curiga apakah refluks lambung merupakan bagian dari proses kehamilan dan apakah bisa, atau tidak, mengganti makanan tertentu untuk mencegahnya. Agar dapat menjawab pertanyaan sebanyak ini dan merasa yakin, Ibu perlu memahami apa itu skoliosis, gejala-gejala yang mungkin timbul selama tiap tahap kehamilan, akumulasi gejala, faktor penyebab kondisi tersebut, dan bagaimana pengaruhnya terhadap janin.

Penting pula jika Ibu mengenal semua kemungkinan terapi skoliosis yang tersedia dan menyadari kenyataan bahwa Ibu tidak sendirian;

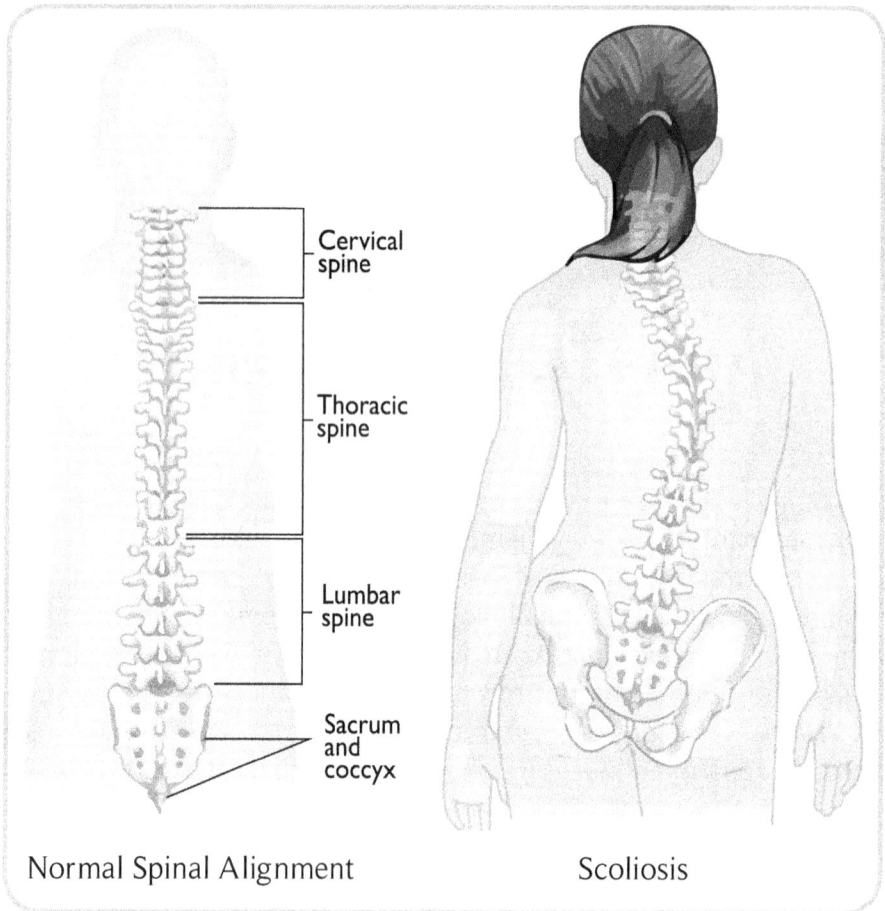

Normal Spinal Alignment   Scoliosis

ada banyak wanita yang hamil sambil mengidap skoliosis. Skoliosis berkembang lebih cepat pada wanita daripada pria, namun sejumlah besar wanita ini pun dapat melahirkan bayi secara normal.

Supaya Ibu tidak semakin penasaran, marilah kita memulai proses pembelajaran mandiri tentang berbagai aspek skoliosis.

Skoliosis adalah suatu kondisi kesehatan yang memengaruhi sekitar 3-5 dari 1000 orang di dunia dan lebih dari 7 juta orang di AS. Ironisnya, ada banyak orang yang mengidap penyakit ini, tetapi tidak pernah terdeteksi. Alasannya karena banyak dokter mungkin tidak memperhatikan gejala-gejala ringan skoliosis. Kadang, mereka mungkin mengabaikannya sama sekali walaupun terdeteksi karena pengidapnya terlampau tua untuk terapi invasif yang dapat mengandung risiko.

Karena tidak terdapat pemahaman bersama tentang faktor penyebab atau jenis terapi yang dapat diberikan untuk menyembuhkan skoliosis ringan, kebanyakan dokter justru memilih tidak mengatakannya kepada pasien. Kelak dalam buku ini, akan Ibu temukan cara meminta bantuan kepada teman atau memeriksa sendiri di rumah apakah ada masalah yang perlu diperhatikan dan apakah harus mendatangi dokter untuk memastikan kemungkinan mengidap skoliosis.

Skoliosis berasal dari kata Yunani 'skolios' yang berarti bengkok dan merujuk pada keadaan spina yang membengkok atau melengkung secara tidak normal. Bila dilihat dari belakang, spina normal akan tampak lurus. Tampak-depan spina orang yang tidak mengalami skoliosis harus berupa garis lurus, sedangkan pada pengidap skoliosis, spina-nya bengkok atau melengkung.

Letak lengkungan atau kurva spina pada tiap wanita dapat bervariasi. Pada beberapa kasus, hanya terdapat satu kurva, dan pada kasus lainnya, dapat terdiri dari banyak kurva pada berbagai titik sepanjang spina. Umumnya, spina berbentuk 'S' atau 'C'.

Umumnya, skoliosis terlihat pada umur antara 10 dan 15 tahun. Mayoritas diagnosis kasus skoliosis berasal dari kelompok umur ini. Kondisi ini terjadi lebih banyak pada wanita dengan rasio 3,6 banding 1 pria. Sebagai wanita pengidap skoliosis, Ibu perlu waspada karena kondisi ini diduga berkembang cepat. Rasio wanita dengan kurva lebih dari 30 derajat bahkan lebih besar, yakni 10 banding 1 pria. Sebagai wanita, Ibu memiliki kemungkinan mengalami kurva delapan kali lebih besar sehingga memerlukan perhatian segera.

Jika Ibu sudah terdiagnosis skoliosis, mungkin Ibu pun pernah menjalani terapi tertentu. Pastikan Ibu mengikuti apa yang terbaik untuk Ibu dan janin pada waktu hamil guna menghindari jenis pengobatan, terapi fisik, atau pembedahan yang bakal memperburuk keadaan.

Benar pula bahwa banyak kasus skoliosis (sekitar empat dari lima) memiliki kurva kurang dari 20 derajat. Level kurva tersebut tidak diperhatikan dalam pemeriksaan normal dan sering dianggap sepele.

Kurva semacam itu tidak tampak menonjol ketika berdiri, berjalan, atau duduk. Jika kerangka Ibu sudah mencapai batas pertumbuhan, kurva sekecil itu tidak harus diobati.

Namun, jika sedang hamil, bahkan kurva yang lebih kecil dari 20 derajat dapat berkembang menjadi masalah yang lebih besar. Jika ragu dan curiga bahwa Ibu mengalami skoliosis, Ibu harus diperiksa dan didiagnosis sehingga dapat mengambil tindakan yang diperlukan untuk memudahkan perjalanan Ibu menuju persalinan. Ada sejumlah latihan fisik yang dapat dilakukan agar sembilan bulan kehamilan dapat Ibu jalani. Ada juga makanan ramah skoliosis (dibahas dalam Bab 11) yang memastikan bahwa Ibu mendapat asupan gizi yang dapat membantu menjaga kesehatan tulang belakang Ibu dan kesehatan janin.

Jika skoliosis Ibu sudah terdiagnosis di masa remaja, sebaiknya dilakukan pemeriksaan secara berkala. Alasannya bahwa, tidak mungkin Ibu mencapai kematangan skeletal pada usia remaja sehingga sangat mungkin kurva Ibu telah bertambah.

Kadang, skoliosis disangka kifosis, yaitu kurva abnormal tulang belakang yang dapat dilihat dari samping. Artinya, ketika dilihat dari depan, spina akan tampak normal karena kurvanya tidak terlihat dari sudut ini. Spina dapat membengkok ke depan secara abnormal sehingga postur seseorang tampak bungkuk. Penekanan diberikan pada kata abnormal karena spina membengkok dan membentuk kurva secara alami dari depan ke belakang pada bagian tengah spina yang disebut spina toraks.

Kondisi lain yang juga membingungkan adalah lordosis. Ini terutama karena keduanya mirip dan terkait dengan kurvatur spina. Seperti kifosis, kurva pada lordosis hanya dapat dilihat dari samping. Jika Ibu amati hasil ronsen tampak-depan atau belakang, tulang belakang akan kelihatan segaris lurus. Kurvatur abnormal hanya dapat terlihat dari samping dan spina tampak bengkok ke belakang secara abnormal. Di sini, lagi-lagi lengkungan nomal ke belakang yang terlihat pada spina bagian atas (servikal) atau spina bagian bawah (lumbar) jangan sampai dianggap sebagai lordosis.

Jika Ibu mengidap skoliosis dan penasaran tentang cara menanganinya, tidak perlu resah. Fakta bahwa Ibu sedang membaca buku ini menunjukkan sikap positif Ibu terhadap skoliosis dan bahwa Ibu peduli untuk mengetahui lebih jauh tentang berbagai opsi pengobatan dan terapi yang ada.

Biasanya, skoliosis ditangani dengan berbagai opsi, seperti terapi latihan fisik, perungkupan, dan pembedahan. Beberapa dokter umum juga memastikan bahwa pasien mereka mengonsumsi makanan sehat yang dapat membantu spina berkembang wajar dan tetap sehat. Ini sudah dijelaskan dalam buku pertama saya, "Program Pencegahan dan Penyembuhan Skoliosis untuk Anda". Pendekatan menyeluruh (holistis) sering merupakan opsi bagus bagi mereka yang hamil karena baik juga untuk janin dalam kandungan. Pendedakatan holistis dapat juga membantu mengurangi peluang bayi Ibu mengalami skoliosis bawaan.

Ketika mendatangi dokter dengan kekhawatiran mengenai kondisi skoliosis Ibu, sebaiknya Ibu mengenal tanda dan gejala-gejala khusus skoliosis. Ini berarti Ibu perlu menyadari spesifikasi skoliosis sejauh kemampuan Ibu. Juga penting bagi ibu hamil pengidap skoliosis untuk mengetahui gejala-gejala ini karena ia mungkin dapat mengenal sejak dini gejala tersebut pada sang bayi apabila memariskannya secara genetik.

Skoliosis adalah suatu kondisi yang terkait dengan gen dan karena itu ibu pengidap skoliosis perlu menyadari faktor-faktor penyebabnya. Karena ada kemungkinan bayi Ibu mengalami kondisi yang serupa, sering kali mengetahui faktor yang berpotensi memicu skoliosis dapat membantu mencegahnya.

Proses school screening dapat juga membantu karena Ibu dapat mendeteksi skoliosis sejak dini. Rerata ukuran skoliosis remaja sekitar 30 derajat dan diduga meningkat 7 derajat setiap tahun jika tidak dikontrol. Apabila Ibu sanggup mendeteksi skoliosis sejak dini, Ibu akan sanggup mengendalikan perkembangannya; suatu hal yang sangat penting bagi wanita karena progresi skoliosis diperkirakan lebih tinggi pada wanita.

Selain itu, orang dapat mengalami berbagai jenis skoliosis. Jika Ibu sanggup mengidentifikasi jenis skoliosis Ibu, Ibu akan sanggup menanganinya dengan lebih baik. Ini dapat membantu Ibu merawat diri dengan lebih baik ketika sedang hamil. Beberapa jenis skoliosis tertera di bawah ini. Kadang, bukan hanya satu jenis skoliosis, melainkan jenis lainnya pula.

- *Skoliosis bawaan* — Kelainan ruas tulang belakang sejak lahir.

- *Skoliosis idiopatik* — Alasan munculnya jenis ini tidak diketahui. Sebagian besar kasus skoliosis tergolong dalam kategori idiopatik karena penyebab sebenarnya belum diketahui. Banyak skoliosis pada anak-anak, remaja, atau orang dewasa tergolong idiopatik jika tidak terdapat faktor, penyakit, kondisi, atau peristiwa spesifik yang mungkin menjadi penyebabnya. Diperkirakan sekitar 80 persen kasus skoliosis berupa idiopatik dan sebagian besar terjadi pada wanita remaja. Apabila terjadi sebelum usia 3 tahun, kondisi ini disebut skoliosis idiopatik infantil. Jika terdiagnosis pada usia antara 3 dan 10 tahun, disebut skoliosis idiopatik juvenil, dan setelah 10 tahun disebut skoliosis idiopatik remaja.

- *Skoliosis neuromuskular* — Dalam beberapa kasus, orang cenderung mengalami kurva pada spina karena penyakit lainnya. Umumnya, skoliosis ini merupakan gejala sekunder dari masalah kesehatan lainnya. Jika seseorang mengalami masalah kesehatan yang menyebabkan kendali-otot memburuk atau otot menjadi lemah, maka peluang terjadi skoliosis lebih besar. Spina bifida, atrofi otot spina, lumpuh otak, penyakit Marfan, trauma, atau goncangan fisik merupakan kondisi yang sering berkaitan dengan skoliosis. Skoliosis neuromuskular biasanya sangat serius dan selalu memerlukan terapi agresif.

- *Skoliosis degeneratif* — Ketika skoliosis pertama kali terdeteksi di antara orang dewasa, umumnya berupa skoliosis degeneratif. Jenis skoliosis ini terjadi karena variasi faktor lain seperti artritis, spondilitis, atau melemahnya ligamen, jaringan halus, dan otot yang menyokong punggung. Beberapa faktor lainnya yang mungkin menyebabkan skoliosis tipe ini antara lain osteoporosis, degenerasi cakram, dan fraktur kompresi vertebra. Dalam beberapa kasus, tipe ini mungkin disebabkan juga oleh postur tubuh dan gaya hidup yang sangat buruk.

- *Skoliosis fungsional* — Skoliosis ini dapat disebabkan oleh beberapa jenis deformasi pada bagian tubuh lainnya. Satu tungkai lebih pendek atau kejang otot punggung dapat menyebabkan skoliosis jenis ini.

- *Penyebab skoliosis lainnya* — Diketahui bahwa skoliosis kadang disebabkan oleh macam-macam tumor spina seperti osteoid osteoma, sejenis tumor jinak pada spina dan menimbulkan nyeri punggung luar biasa. Rasa nyeri adalah alasan utama orang cenderung memilih postur yang lebih nyaman, dan karena itu cenderung membengkokkan punggung ke salah satu sisi. Lama kelamaan, terjadi deformasi spina dan menimbulkan skoliosis.

BAB 2

FAKTOR PENYEBAB SKOLIOSIS

Dari sekian banyak penyakit yang belum dipahami oleh para peneliti dan profesional medis, skoliosis salah satunya. Alasan tepat terjadinya skoliosis idiopatik belum ditemukan hingga kini. Namun, jangan khawatir karena ada beberapa faktor yang diketahui berperan penting dalam skoliosis. Beberapa faktor yang oleh dokter dianggap memengaruhi keberadaan, kemunculan, atau progresi skoliosis meliputi ketidakseimbangan hormon, gangguan mekanis atau genetik, dan gizi buruk.

Ada berbagai riset yang sedang dilakukan, bahkan ketika Ibu membaca buku ini untuk memahami alasan spesifik terjadinya abnormalitas kurva spina. Ada ahli yang menganggap bahwa memahami masalah kesehatan yang menyertai skoliosis dapat memberi kita pengertian yang lebih baik tentang faktor penyebab skoliosis. Para ahli telah mengkaji kondisi ini dan menemukan beberapa alasan yang sangat mungkin menjadi penyebab skoliosis. Jadi, walaupun tidak kita ketahui faktor penyebab yang sesungguhnya, dengan mengetahui faktor-faktor yang dianggap sebagai penyebab skoliosis, kita dapat memastikan bahwa skoliosis tidak terjadi, atau progresinya dapat dikontrol. Ibu boleh merasa yakin bahwa semakin sehat seorang bayi, semakin kecil kemungkinannya terkena skoliosis sekalipun Ibu mengidapnya, asalkan Ibu mampu mencegah beberapa faktor risiko berikut ini dalam hidup Ibu.

Kekurangan Magnesium adalah hal pertama yang perlu disebut ketika kita mencari penyebab skoliosis. Banyak orang yang mengalami gangguan jantung Prolaps Katup Mitral (PKM) juga rentan skoliosis. Suatu kajian yang dilakukan di India menunjukkan bahwa 55 persen anak-anak yang terdiagnosis PKM juga mengidap skoliosis. PKM juga dianggap menyerupai skoliosis karena lebih sering terjadi pada wanita daripada pria. Gejala-gejala dari kedua kondisi ini semakin memburuk pada masa pubertas.

Dr. Roger J. Williams, salah satu pendukung awal Penjenisan Metabolik dan pengarang buku revolusioner 'Biochemical Individuality' menyatakan bahwa makanan yang memadai untuk anak-anak, tidak memadai untuk remaja, terutama menjelang pubertas. Jika makanannya tidak berubah sesuai tuntutan perubahan tubuh saat itu, berbagai defisiensi dapat terjadi. Terlihat pula bahwa sekitar 80 persen dari mereka yang terdiagnosis PKM menderita kekurangan magnesium. Ada pula kajian, yakni pasien PKM diasup dengan suplemen magnesium dan hasilnya menunjukkan penghilangan gejala pada pasien tersebut.

Selain itu, kekurangan magnesium juga diidentifikasi sebagai penyebab osteoporosis dan osteopenia, dua masalah kesehatan yang berkaitan dengan skoliosis. Juga diketahui bahwa kekurangan asupan magnesium dalam tubuh dapat menyebabkan kontraksi otot – suatu masalah yang sudah diketahui dapat menyebabkan skoliosis.

Vitamin K adalah zat gizi lainnya yang memiliki efek signifikan terhadap kemunculan skoliosis. Banyak studi telah dilakukan yang memberitahukan kepada kita bahwa kekurangan vitamin K terkait dengan perdarahan berlebihan, sebagaimana terlihat pada perdarahan berat atau berkepanjangan saat haid. Masalah lain yang dapat disebabkan oleh kekurangan vitamin K antara lain adanya darah dalam urin (hematuria), mudah memar, perdarahan gastrointestinal, mimisan, dan lain-lain. Kondisi ini pun berkaitan dengan osteoporosis, suatu kondisi yang sering terjadi bersama skoliosis.

Hipo-estrogenisme atau kadar oksigen rendah; juga berkaitan dengan skoliosis. Jika kadar estrogen Ibu rendah, kemungkinan besar Ibu menderita osteoporosis dan osteopenia, dua kondisi yang sering menyertai skoliosis.

Wanita yang menjaga berat badan tetap rendah karena tuntutan profesi atau sebaliknya, cenderung memiliki kadar estrogen rendah. Berbagai kajian terhadap wanita yang menjaga berat badan agar tetap ramping menunjukkan tingkat insidensi skoliosis lebih tinggi. Misalnya, suatu kajian terhadap para penari balet menunjukkan bahwa mereka lebih rentan skoliosis dan patah tulang dengan tingkat insidensi antara 24 dan 40 persen. Dalam salah satu kajian itu, tingkat insidensi skoliosis di kalangan pesenam ritmik 10 kali lebih tinggi daripada kelompok kontrol. Atlet wanita juga diketahui memiliki tingkat insidensi skoliosis lebih tinggi daripada wanita kebanyakan. Beberapa aspek lain yang bersangkut-paut dengan hipo-estrogenisme, antara lain: fraktur, kaku sendi, pubertas tertunda, dan berat badan rendah.

Kekurangan vitamin D dan Zat Seng juga terkait dengan kemungkinan mengalami skoliosis. Orang yang menjaga pola makan rendah seng dan vitamin D cenderung mengalami masalah dada cekung. Ini secara medis disebut *pectus excavatum,* kondisi kesehatan lain yang lazim terjadi bersama skoliosis.

Singkatnya, kekurangan magnesium, seng, vitamin K, vitamin D, dan selenium, serta rendahnya kadar estrogen berpeluang lebih besar menyebabkan skoliosis. Sejumlah ahli juga yakin bahwa skoliosis berkaitan dengan pewarisan genetik. Ini pun umumnya diakui sebagai faktor penyebab. Walaupun riset terus berlanjut, gen CHD7 sudah lama berkaitan dengan keberadaan skoliosis bawaan.

Hipotesa bahwa skoliosis adalah masalah genetik dapat dipastikan dengan fakta bahwa jika anggota keluarga Anda mengidap skoliosis, Anda pun memiliki kemungkinan 25-35 persen mengalami kondisi yang sama[6]. Jika orang tua Ibu mengalami kondisi ini, kemungkinan Ibu 40 persen. Jika Ibu dan suami mengidap skoliosis, anak Ibu pun memiliki kemungkinan 40 persen. Namun, dengan mengambil sejumlah tindakan pencegahan, seperti mengonsumsi makanan bergizi untuk skoliosis sebelum dan selama kehamilan serta pasca-persalinan dapat membantu memperkecil peluang bayi Ibu mewarisi skoliosis.

Meski demikian, bayi kembar identik tidak selalu mengalami masalah tersebut secara bersamaan. Ini menunjukkan bahwa skoliosis dapat pula disebabkan oleh faktor non-genetik.

Sebagai orang tua, Ibu bertanggung jawab untuk memahami semua hal menyangkut kondisi ini dan bertindak semampu Ibu untuk memperkecil peluang pewarisan skoliosis kepada anak-anak. Ibu perlu ekstra waspada terhadap gejala skoliosis di antara anak-anak sehingga dapat melacak dan mencegah perkembangannya lebih lanjut sejak dini. Pastikan anak-anak Ibu diperiksa secara berkala. Lakukan gerak badan harian secara rutin bersama keluarga sehingga tulang belakang tetap sehat dan bugar. Jalankan diet ramah skoliosis (seperti dijelaskan dalam bab 11) sehingga seluruh keluarga dapat tetap sehat dan menjalani kehidupan yang menyenangkan.

Setelah bertahun-tahun merawat banyak pasien skoliosis, saya telah menjumpai banyak orang yang bertanya apakah skoliosis mereka terjadi akibat salah posisi tidur, mengangkat beban berat, atau membebani otot berlebihan. Walaupun tampak seperti penyebab logis skoliosis, sebenarnya tidak. Namun, jika mengalami skoliosis, Ibu mungkin akan merasa lebih nyeri, tidak nyaman, dan tegang ketika mengangkat beban berat atau tidur dalam posisi tertentu.

Walaupun para peneliti masih berusaha menemukan penyebab tunggal skoliosis, faktanya tetap bahwa skoliosis merupakan masalah medis yang dapat disebabkan oleh berbagai faktor. Saat ini telah diterima secara luas bahwa pasien skoliosis memiliki beberapa abnormalitas struktural, neurologis, biokimia, atau genetik yang benar-benar menyebabkan skoliosis.

Seiring waktu dan setelah mengamati seluruh riwayat kesehatan ribuan pasien skoliosis, saya akhirnya percaya bahwa salah satu faktor atau lebih, seperti kelainan gen, desakan biokimia non-alami, buruknya pola makan dan kurang gizi, dan asimetri fisik, serta gangguan otak dan ketidakseimbangan hormon yang menyebabkan kekurangan estrogen, mungkin merupakan penyebab skoliosis.

BAB 3

HUBUNGAN SKOLIOSIS DAN KEHAMILAN

Pertama-tama, skoliosis bukan suatu kondisi yang akan mencegah Ibu menikmati kegembiraan menjadi ibu. Jika Ibu mengidap skoliosis, tidak perlu cemas atau bahkan mencegah kehamilan. Yang perlu dipahami bahwa skoliosis terkait dengan gen, dan karena itu peluang anak Ibu mewarisinya relatif lebih tinggi daripada anak yang berasal dari orang tua bukan pengidap skoliosis.

Selain itu, karena bayi dalam kandungan memberikan tekanan pada spina, Ibu perlu menaruh perhatian ekstra selama masa kehamilan dan pascapersalinan agar tidak membahayakan diri sendiri dan janin jika spina Ibu bengkok.

Sebagian besar peneliti yakin bahwa skoliosis memiliki hubungan signifikan dengan gen. Inilah inti persoalannya karena banyak kasus idiopatik dan bawaan terlihat setiap tahun. Sebagaimana gen bertanggung jawab atas tampilan fisik, perilaku, dan hal-hal khusus yang kita rasakan, gen juga menentukan kecenderungan kita pada penyakit tertentu. Gen ini menambah risiko terhadap jenis penyakit tertentu.

Memang, terdapat tautan antara gen dengan skoliosis. Kendati demikian, tidak berarti setiap anak yang lahir dari ibu pengidap skoliosis akan mengalami skoliosis juga. Senang rasanya jika mengetahui bahwa walaupun anak kita mewarisi gen kita, bukan berarti kita tidak memiliki kontrol atas mereka sedikit pun. Walaupun

Ibu tidak dapat mengubah gen, Ibu dapat mengatur cara gen mengekspresikan diri. Gen secara harafiah dapat di'matikan' atau 'dihidupkan' oleh variasi faktor lingkungan, nutrisi, makanan, dan gaya hidup. Dengan demikian, kita dapat mengurangi efek negatif gen tertentu pada tubuh dan pikiran kita. Uji genetik mulai tersedia untuk publik pada 2009. Akan tetapi, masih perlu dilakukan banyak riset dalam bidang ini.

Sementara itu, banyak juga yang telah dicapai. Dalam hal skoliosis, kita memahami cara gen tertentu memengaruhi progresi kurva. Ini penemuan besar bagi kita sehingga kita dapat menilai apakah perlu dioperasi atau tidak. Juga, penemuan ini membantu kita memahami sejauh mana kita dapat mengelola kondisi ini dengan makanan, nutrisi, dan latihan yang tepat.

Apakah genetika dapat membantu?

Menariknya, genetika menjanjikan harapan baru bagi pasien skoliosis, walaupun riset untuk ibu hamil pengidap skoliosis masih berjalan.

Bagaimana pun, dalam beberapa tipe seperti skoliosis bawaan, uji genetik pranatal dapat menunjukkan kondisi seperti neurofibromatosis, distrofi otot, dan beberapa tipe miopati. Selain itu, penyaringan ultrasonografi yang dilakukan rutin pada berbagai tahap kehamilan dapat juga memeriksa kelainan pola pertumbuhan spina janin.

Namun, para ahli menunjukkan bahwa karena kejadian majemuk dalam satu keluarga sangat tidak lazim, kecil kemungkinannya ibu pengidap skoliosis akan mewariskannya.

Kajian luas dilakukan terhadap genom dan ditemukan adanya penanda majemuk nukleotida di dalam DNA. Semuanya terkait dengan skoliosis idiopatik remaja. Lima puluh tiga penanda genetik ini sudah diidentifikasi dan skoliosis dinyatakan sebagai deformasi biomekanis. Juga, disimpulkan bahwa laju dan tingkat progresi tergantung pada daya asimetris menurut hukum Hueter-Volkmann, yakni pembentukan ulang spina disebabkan oleh tekanan gravitasi dan daya asimetris.

Meski kesehatan bayi merupakan satu isu penting kala seorang ibu mengidap skoliosis, ada pula isu lainnya, yaitu banyak wanita hamil cemas akan kesehatan dan kondisi pascapersalinan mereka. Ibu mungkin cemas bagaimana skoliosis akan memengaruhi kehamilan dan sejauh mana persalinan akan mengganggu kurva spina. Sebaiknya hal ini dipikirkan karena ada beberapa langkah pencegahan yang perlu dilakukan agar persalinan Ibu aman dan mudah. Namun, tiada alasan untuk mencemaskan hal ini sebab, meskipun disertai skoliosis, ada kemungkinan Ibu melahirkan bayi, secara normal dan sehat. Walaupun anak Ibu akan lebih berisiko mengalami skoliosis, terdapat berbagai terapi nutrisi yang dapat membantu memperkecil peluang skoliosis. Jika Ibu sadar akan skoliosis dan mewaspadai jenis makanan selama hamil, Ibu dapat sepenuhnya mencegah terjadinya kondisi ini pada bayi.

Tubuh kita memiliki triliunan sel dan tiap sel memiliki DNA, yaitu kode genetik yang kita warisi. Kita tahu bahwa dibutuhkan banyak generasi untuk mengubah atau 'menulis ulang' kode ini. Pada puncak rantai gen ada senyawa kimia yang disebut penanda epigenetik. Senyawa ini bertanggung jawab untuk memberikan perintah kepada gen. Dengan demikian, mereka dapat mengaktifkan gen tertentu dan mendiamkan gen lain.

Hal yang benar-benar menarik untuk diingat bahwa jenis makanan tertentu dapat mengaktifkan penanda genetik yang selanjutnya dapat mengaktifkan atau menonaktifkan gen tertentu. Untuk ibu pengidap skoliosis, ini berarti bahwa jika ia mengonsumsi makanan yang tepat, ia tidak memicu penanda epigenetik yang mengaktivasi gen pengendali skoliosis, dan dengan demikian gen tersebut tidak diwariskan pada keturunan yang belum lahir.

Studi yang dilakukan di *Medical Genetics Institute* di Pusat Kesehatan Cedars-Sinai menunjukkan bahwa skoliosis dapat disebabkan pula oleh mutasi gen tertentu. Studi ini pun menunjukkan bahwa kadar kalsium yang memadai penting untuk perkembangan wajar spina janin ketika sedang dalam kandungan. Studi ini memberikan alasan yang meyakinkan bahwa nutrisi berperan penting dalam peluang terkena skoliosis, terlebih di antara mereka yang memiliki kecenderungan genetik pada skoliosis.

Semua penelitian dan bukti menunjukkan bahwa, bahkan wanita pengidap skoliosis dapat hamil secara normal.

Suatu survei relevan yang dilakukan oleh Phillip Zorab dan Dr. David Sigler terhadap 64 wanita pengidap skoliosis menemukan bahwa mereka tidak mengalami komplikasi medis serius. Walaupun 17 persen ibu dilaporkan mengalami peningkatan sesak napas dan 21 persen peningkatan nyeri punggung, kedua grup ini dapat ditangani. Sementara itu, sebagian besar wanita menjalani persalinan normal dan hanya 17 persen yang memerlukan bedah sesar, itu pun karena pertimbangan kandungan.

Walaupun demikian, faktanya tetap bahwa wanita hamil lebih rentan terhadap tingkat progresi skoliosis yang lebih tinggi daripada mereka yang tidak. Karena itu, gizi, pola makan, olahraga, postur, posisi tidur, dan posisi persalinan perlu diberi perhatian ekstra. Mempelajari aspek-aspek ini bisa sangat membantu dalam arti hamil secara normal, sehat, dan mudah.

Selain itu, telah dinyatakan bahwa tidak seperti wanita yang acuh, wanita yang peduli terhadap berbagai aspek di atas tidak menghadapi banyak komplikasi pascapersalinan.

Ada wanita yang cenderung menganggap perlu menjalani operasi perbaikan skoliosis sebelum mengandung. Hal ini tidak perlu jika Ibu sadar akan Uji Prognostik SIR ScoliScore. Uji genetik baru ini mengamati DNA pasien SIR (Skoliosis Idiopatik Remaja) dan mendeteksi probabilitas progresi kurva spina. Uji ini dapat membantu dokter memahami apakah pasisen perlu dibedah atau tidak. Sejumlah besar pasien (sekitar 85 hingga 90 persen) yang terdiagnosis SIR tidak memerlukan operasi untuk kurva ringan mereka. Berarti, jika besar sudut Cobb skoliosis Ibu antara 10 dan 25 derajat, Ibu tidak perlu cemas tentang intervensi dan pembedahan. Latihan yang tepat dan pola makan yang baik dapat menjamin hidup sehat untuk Ibu dan janin. Berbagai pengujian ini telah terbukti akurat 99 persen dan karena itu sangat andal.

Jadi perlu diketahui, bahwa ada kemungkinan kehamilan akan memperbesar kurva skoliosis sampai titik tertentu. Proses perkembangan kehamilan akan menentukan apakah Ibu akan melahirkan secara normal atau melalui bedah sesar. Dalam beberapa kasus, mungkin terjadi komplikasi ketika anestesi epidura dilakukan. Namun, ini bukan komplikasi yang tidak dapat ditangani oleh seorang anestesiolog dan ginekolog andal.

Apa itu Sudut Cobb?

Istilah "Sudut Cobb" digunakan secara luas untuk mengukur dan menghitung besarnya cacat bentuk spina, khususnya pada kasus skoliosis. Ukuran sudut Cobb merupakan "standar evaluasi tertinggi" yang disahkan oleh Masyarakat Riset Skoliosis untuk menghitung dan melacak progresi skoliosis. Sudut Cobb pertama kali diuraikan pada 1948 oleh Dr. John R. Cobb ketika ia menjabarkan cara mengukur sudut kurva spina. Dari situlah muncul istilah "Sudut Cobb", sesuai namanya.

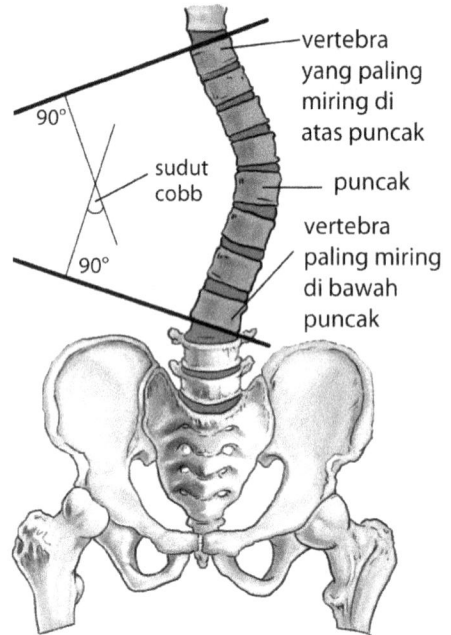

vertebra yang paling miring di atas puncak

90°

sudut cobb

puncak

90°

vertebra paling miring di bawah puncak

Bagaimana mengukur Sudut Cobb?

Foto ronsen diperlukan untuk mengukur sudut Cobb.

1. Temukan ruas tulang belakang (vertebra) yang paling miring pada puncak lengkungan dan tarik garis sejajar dengan ujung pelat vertebra bagian atas.

2. Temukan vertebra yang paling miring pada bagian bawah lengkungan dan tarik garis sejajar dengan ujung pelat vertebra bagian bawah.

3. Buat garis tegak lurus pada kedua garis sejajar tersebut.

4. Sudut yang terbentuk di antara perpotongan kedua garis tegak lurus merupakan sudut Cobb.

BAB 4

GEJALA, DIAGNOSIS, DAN KOMPLIKASI SKOLIOSIS

Ada dua alasan mengapa tanda dan gejala skoliosis perlu dipahami. Pertama, membantu Ibu menilai ukuran skoliosis sehingga dapat menerapkan gaya hidup yang sesuai. Kedua, untuk menilai apakah anak Ibu mengidap skoliosis atau tidak.

Poros spina yang bengkok atau melengkung dapat menimbulkan banyak komplikasi lain; jika kondisi ini dapat diidentifikasi ketika progresi kurva belum bertambah besar, terdapat berbagai prosedur dan terapi yang dapat mencegah perkembangannya. Setelah diidentifikasi, kondisi ini dapat ditangani dengan pola makan, latihan, dan opsi terapi alami lainnya sehingga gaya hidup sehat tetap terjaga dan kehidupan yang lebih lengkap dapat dijalani.

Gejala-Gejala Skoliosis

Beberapa gejala skoliosis yang lazim, dijelaskan di bawah ini. Gejala-gejala ini akan membantu Ibu mengenali masalahnya apabila muncul, memahami latihan yang kelak diperinci dalam buku ini, dan melakukannya dengan benar. Perhatikan gejala-gejala ini lalu lakukan penilaian apakah Ibu memiliki salah satu gejala ini atau tidak.

- Poros atau leher miring ke satu sisi

- Susunan otot tak rata pada satu sisi

- Satu sisi belikat bahu menonjol

- Rusuk menonjol

- Pinggul tak rata

- Panjang tungkai tak sama

- Punggung bawah sakit atau nyeri

- Perasaan lesu

- Sulit duduk atau berdiri lama pada satu posisi

- Sulit bernapas (jika kurva spina sangat besar dan lebih dari 70 derajat)

Walaupun gejala skoliosis ini dapat dinilai di rumah, ada baiknya jika diperiksa oleh dokter. Walaupun dokter mungkin lalai melihat kurva ringan selama pemeriksaan fisik rutin, tetapi dalam pemeriksaan khusus skoliosis, Ibu tentu akan menjalani tes konfirmasi seperlunya untuk menentukan apakah Ibu mengalami skoliosis atau tidak.

Skoliosis sering dimulai dengan kurva ringan pada spina yang mungkin luput dari perhatian dokter selama kunjungan rutin karena ia tidak secara khusus mengamati lengkungan spina. Ketika level kurva mencapai 10 hingga 20 derajat, mungkin tidak akan jelas terlihat. Ibu mungkin tidak dapat merasakan sendiri bahwa bahu atau sendi pinggul tidak rata.

Kurva skoliosis diperkirakan meningkat hingga tingkat kematangan tulang tercapai. Tingkat perkembangan kurva bergantung pada berbagai faktor, termasuk gen, lingkungan, gizi, dan gaya hidup.

Dalam banyak kasus, skoliosis ditemukan ketika sahabat atau keluarga melihat pinggul atau bahu Ibu agak miring. Karena perubahan pada kurva spina bersifat laten, sering progresinya mudah luput dari perhatian. Jika mengalami progresi skoliosis, Ibu akan merasa pakaian yang lazim dikenakan tidak lagi pas. Dalam beberapa kasus, kaki celana lebih panjang di satu sisi.

Kurva di bawah 10 derajat dianggap ringan dan karena itu para profesional medis tidak meresepkan model terapi tertentu. Level kurva ini bisa lurus dengan sendirinya jika perhatian secukupnya diberikan melalui sikap tubuh, latihan, dan pola makan. Kurang dari sepertiga skoliosis ringan berkembang menjadi lebih besar sehingga memerlukan terapi. Kurva yang terdiagnosis sekitar 30 derajat kemungkinan besar akan berkembang.

Namun, jika Ibu mengalami skoliosis ringan dan sadar akan apa yang perlu dilakukan untuk mengendalikan progresinya, situasi Ibu akan lebih baik beberapa tahun kemudian. Jika Ibu mengindahkan pedoman nutrisi sehingga kesehatan spina menjadi lebih baik, Ibu akan sanggup menangani progresi lengkungan dengan lebih baik. Dengan melakukan hal ini, Ibu membatasi peluangnya berkembang menjadi masalah yang lebih besar.

Komplikasi Skoliosis

Sejumlah besar masalah kesehatan terkait erat dengan skoliosis. Selain variasi komplikasi yang dapat muncul, adanya skoliosis juga mengindikasikan bahwa Ibu lebih berisiko terhadap masalah kesehatan terkait lainnya. Ini berarti Ibu perlu mencegahnya agar tetap sehat.

Berikut ini adalah beberapa masalah kesehatan terkait skoliosis:

- *Sindrom Ehler-Danlos* — Kadang disebut sindrom bayi lunglai, yaitu kelainan jaringan ikat yang umumnya disebabkan oleh ketidakmampuan mensinstesis kolagen secara tepat.

- *Charcot-Marie-Tooth* — Suatu kondisi warisan yang ditandai dengan hilangnya jaringan otot dan sensasi.

- *Sindrom Prader-Willi* — Suatu penyakit yang dianggap jarang, yakni tujuh gen tidak terdeteksi, tidak terwujud nyata, atau hilang. Sindrom ini menyebabkan penundaan bicara, kehilangan koordinasi fisik, pertambahan berat badan, dan gangguan tidur, selain dapat menyebabkan penundaan pubertas atau infertilitas.

- *Lumpuh otak* — Suatu masalah yang terkait dengan otak besar yang mencakup serangkaian masalah cacat motorik tertentu. Kondisi ini digolongkan sebagai spastik, ataksik, diskinetik, dan hipotonik.

- *Atrofi Otot Spinal* — penyakit yang terkait dengan saraf dan otot yang menyebabkan lemah otot dan atrofi.

- *Distrofi Otot* — Merupakan penyakit otot dan juga dianggap bersifat herediter. Distrofi terwujud dalam bentuk lemah otot, kekurangan protein otot, dan kematian sel dan jaringan otot.

- *Sindrom CHARGE*— Merupakan gangguan genetik yang terkait dengan koloboma mata, gagal jantung, atresia nasal koane, retardasi, kelainan alat kelamin, infeksi ragi, dan ketulian.

- *Familial Dysautonomia* — Juga disebut Sindrom Riley-Day; kondisi yang terkait dengan sistem saraf otonom. Akibatnya berupa ketidakpekaan terhadap nyeri, buruknya pertumbuhan, ketidakmampuan memproduksi air mata, dan lain-lain.

- *Ataksia Friedreich* — Kondisi bawaan lainnya yang menyebabkan gangguan bicara, gangguan jalan, penyakit jantung, dan diabetes.

- *Sindrom Proteus* — Disebut juga sindrom Wiedemann dan dapat menyebabkan kelainan pertumbuhan tulang, kelebihan pertumbuhan kulit, dan tumor pada tubuh.

- *Spina Bifida* — Suatu gangguan bawaan yang berasal dari ketidaksempurnaan penutupan tube neural embrionik.

- *Sindrom Marfan* — Suatu gangguan jaringan ikat, juga gangguan genetik yang dapat memengaruhi sistem kerangka, jantung, mata dan sistem saraf pusat.

- *Neurofibromatosis* — Suatu kondisi berupa tumor jaringan saraf yang dapat menyebabkan gangguan susunan saraf terkait.

- *Hernia Diagframatik Bawaan* — Kondisi ini mengacu pada cacat diagfragma bawaan.

- *Hemi-hipertrofi* — Suatu kondisi berupa satu sisi tubuh lebih besar dari sisi lain; kondisi ini dapat menimbulkan risiko lebih tinggi terhadap tipe kanker tertentu.

Walaupun berupa senarai panjang dan tampak menakutkan, komplikasi ini jarang dan tidak selalu terjadi jika Ibu mengidap skoliosis. Senarai ini dicantumkan di sini untuk memberikan gambaran tentang variasi kondisi yang perlu diperhatikan karena berkaitan erat dengan skoliosis.

Sekalipun mengidap skoliosis, Ibu berpeluang menjalani hidup tanpa memerlukan intervensi pembedahan. Artinya, Ibu tidak harus menghadapi pisau bedah dan terpapar dengan segala risikonya. Namun, sekitar 5 persen pengidap skoliosis cenderung memerlukan pembedahan supaya dapat menjalankan tugas harian mereka secara memadai. Pembedahan tidak berisiko inflamasi jaringan lunak, tetapi dalam beberapa kasus dapat menyebabkan gagal pernapasan, cedera saraf, dan perdarahan internal.

Jika Ibu mempertimbangkan pembedahan, pertimbangkan juga beberapa statistik terakhir ini. Sekitar 5 persen dari mereka yang menjalani pembedahan skoliosis kembali sakit dalam 5 tahun. Ini mengindikasikan bahwa kecenderungan mengalami skoliosis bukan sesuatu yang lenyap seketika setelah pembedahan koreksi. Selain itu, banyak peneliti menganggap bahwa tidak mungkin membenahi spina melalui pembedahan dan bahwa prosedur itu semata-mata hanya memperbaiki dan mempercantik tampilan luar.

Di samping berbagai komplikasi fisik yang dapat disebabkan oleh skoliosis, ada juga berbagai trauma yang dihadapi. Ketika dalam kondisi yang serius, aktivitas pengidap skoliosis menjadi terbatas. Orang muda mungkin merasa sangat tidak nyaman dan memalukan bila memakai rungkup di depan umum. Nyeri, aktivitas terbatas, dan deformasi yang terlihat jelas dapat menyebabkan banyak orang mengalami depresi.

Sebagai orang yang peduli, Ibu perlu menghadapi kondisi ini dengan berani. Jangan cemaskan semua aspek ini, dan Ibu dapat merasa aman bahwa dengan nutrisi, makanan, dan latihan yang tepat, kondisi ini dapat dikendalikan dan ditangani.

Diagnosis

Jika anggota keluarga Ibu mengidap skoliosis, sebaiknya Ibu mengamati kemungkinan kondisi serupa pada anak-anak. Tes sederhana dapat dilakukan di rumah untuk menentukan ada tidaknya skoliosis dan perlu tidaknya Ibu mendatangi dokter untuk konfirmasi.

Ibu akan menggunakan pena dan kertas untuk mencatat hasil pengamatan, juga titik-kertas berperekat untuk menandai kurva pada tubuh anak. Selanjutnya, ikuti langkah-langkah di bawah ini:

1. Suruhlah anak Ibu membungkuk ke depan lalu tempelkan titik-kertas pada ruas-ruas spina yang dapat diraba di sepanjang punggung. Alur tulang ini mudah dilihat tatkala seseorang membungkuk ke depan. Untuk memastikan Ibu melakukannya dengan benar, periksa kembali bahwa Ibu merekatkan 6 titik di tengkuk, 12 titik di punggung tengah, dan 5 titik di punggung bawah. Artinya, harus ada 23 titik seluruhnya. Ibu mungkin tidak dapat memasang 23 titik itu seluruhnya. Jangan khawatir atau panik karena tidak selalu mudah menemukan semua tonjolan ruas tulang belakang dan tidak berdampak apa pun sejauh menyangkut diagnosis skoliosis.

2. Suruh anak Ibu kembali tegak dan rileks. Perhatikan barisan titik: apakah semuanya membentuk satu garis lurus. Jika bengkok atau melengkung pada tempat tertentu, buatlah catatan. Ibu akan tertolong jika menggambar diagram struktur tubuh dan membuat catatan khusus tentang bagian yang tampak melengkung.

3. Amati aspek-aspek khusus, seperti:

    a. Apakah satu sisi bahu lebih tinggi — Jika ya, yang mana?

    b. Apakah satu sisi rusuk lebih tinggi — Jika ya, yang mana?

    c. Apakah satu sisi belikat bahu lebih menonjol — Jika ya, bahu mana?

    d. Apakah satu sisi pinggul lebih tinggi — Jika ya, yang mana?

e. Apakah satu sisi punggung bawah lebih menonjol ke luar — Jika ya, yang mana?

4. Suruhlah anak Ibu membungkuk sambil menyatukan telapak tangan.

5. Amati aspek khusus di atas dan catat lagi pada kertas baru.

Jika belum terlihat satu sisi bahu lebih tinggi, tonjolan belikat bahu tidak rata, satu sisi pinggul lebih tinggi, punggung bawah tidak rata, atau garis titik-titiknya bengkok, tak perlu cemas. Sebaliknya, jika sebagian besar tanda-tanda ini terlihat, berarti kondisi anak Ibu perlu dikonfirmasi oleh dokter terlatih. Jika hanya beberapa tanda yang ditemukan, Ibu mungkin masih perlu mengunjungi dokter untuk melenyapkan keraguan mengenai pengamatan Ibu. Mungkin anak Ibu mengalami skoliosis ringan sehingga tidak terlihat. Bertindak waspada seperti ini lebih baik daripada membiarkan kurva kian berkembang tanpa tindakan apa pun.

Bahkan, seorang dokter yang teliti bisa saja tidak melihat kurva skoliosis kecuali ia melakukan pengamatan khusus. Inilah sebabnya Ibu perlu meminta pemeriksaan skoliosis khusus jika anggota keluarga mengalami kondisi ini.

Ketika Ibu menjalani pemeriksaan skoliosis, dokter mungkin akan banyak bertanya mengenai riwayat kesehatan keluarga, juga mengenai rasa lemah, nyeri otot, dan keterbatasan aktivitas.

Selanjutnya, mungkin Ibu akan diminta membuka baju hingga sebatas pinggang dan membungkuk ke depan. Cara ini membantu mengidentifikasi keadaan kurva tulang belakang. Cara yang sering disebut Tes Membungkuk Ke Depan – Adam ini mensyaratkan lengan Ibu tergantung dan lutut lurus sehingga dokter dapat lebih mudah menilai dan memeriksa kurva, simetri tubuh, bahu, pinggul, dan sangkar rusuk. Kisaran gerakan, kekuatan otot, dan refleks juga umumnya diperiksa pada tahap kunjungan ini. Jika merupakan kunjungan pertama, dokter mungkin mencatat tinggi dan berat badan agar dapat menilai sejauh mana progresinya jika ia menemukan adanya kurva ringan.

Namun, tes ini bukan tidak bisa gagal. Tes ini diketahui mengabaikan sejumlah besar skoliosis punggung bawah dan 15 persen kasus skoliosis secara umum. Jadi, walaupun andal, tes penyaringan ini tidak dapat digunakan sebagai rujukan penilaian akhir tanpa pemeriksaan lebih lanjut.

Kadang, pemeriksaan dengan Scoliometer dilakukan untuk mengukur besar lengkungan spina. Selain itu, Ibu bisa juga memakai ScolioTrack untuk peranti iPad, iPhone atau Android. Ini merupakan cara inovatif untuk melacak kondisi skoliosis di rumah sendiri seperti seorang dokter di kliniknya. Dengan aplikasi yang dapat diunduh menggunakan telepon cerdas ini, Ibu tidak perlu menjalani ronsen yang mahal dan makan waktu di klinik dokter. Bahkan, Ibu dapat menyimpan dokumen riwayat progresi skoliosis. Untuk informasi lengkap tentang ScolioTrack, silakan lihat bagian referensi dalam buku ini.

Pada tahap ini, kalau dokter mencurigai adanya skoliosis, ia akan meminta ronsen tulang belakang lengkap. Ini dilakukan pada dua permukaan, yaitu tampak-depan atau belakang, dan tampak-sisi atau sagital. Tergantung pada tingkat keparahan kurva berdasarkan ronsen awal, Ibu mungkin perlu menjalani ronsen berkala setiap tiga bulan atau setiap tahun sesuai rekomendasi dokter, terutama untuk memeriksa progresi kurva.

Pengukuran sudut Cobb digunakan untuk menghitung derajat keparahan kurva spina. Sudutnya diukur dari ujung atas lempeng vertebrae paling-atas hingga ujung bawah lempeng vertebrae paling-bawah yang terkait. Kadang, pengukuran ini perlu dilakukan pada dua lokasi di tulang belakang jika terdapat banyak kurva.

Tes Membungkuk Ke Depan - Adam

Tes ini merupakan tes penyaringan skoliosis yang paling sering digunakan di sekolah dan klinik dokter. Selama tes, anak membungkuk dengan kaki rapat, lutut lurus, dan tangan menggantung. Ketidakseimbangan pada sangkar rusuk atau deformasi lainnya di sepanjang punggung dapat menjadi tanda skoliosis.

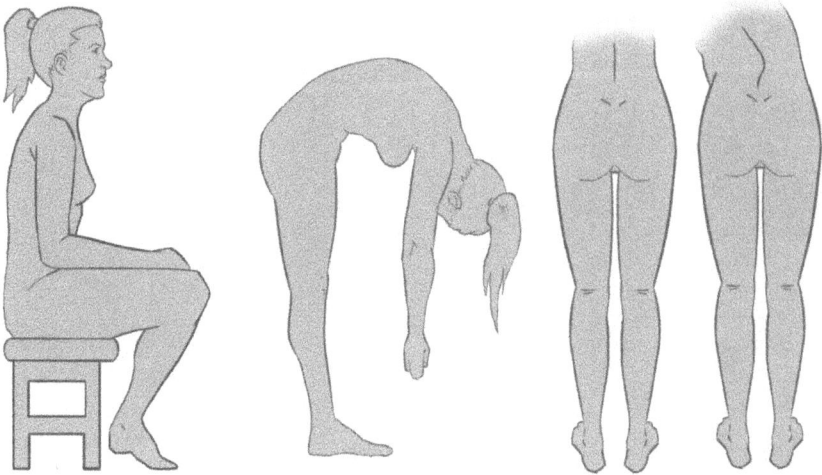

Namun, tes membungkuk ini, tidak peka terhadap kelainan pada punggung bawah, tempat skoliosis paling lazim ditemukan. Karena tes ini gagal mengenal 15% kasus skoliosis, banyak ahli tidak menganjurkannya sebagai metode tunggal penyaringan skoliosis.

BAB 5

KONSEKUENSI KESEHATAN KARENA SKOLIOSIS

Setelah mengetahui apa itu skoliosis, variasi faktor penyebab, gejala-gejala, dan kemungkinan pewarisannya kepada anak, kita akan mencermati dampak skoliosis terhadap kesehatan secara terperinci.

Tak pelak lagi, ada hubungan antara skoliosis dan kehamilan, dan adanya keprihatinan tentang hamil sambil mengidap skoliosis. Kita semua tahu bahwa mengandung bukan tugas enteng. Seorang ibu harus hidup bersama kehidupan lain di dalam dirinya selama sembilan bulan dengan bagian akhir masa kehamilan menjadi sangat sulit ditangani karena adanya tambahan bobot yang harus dipikulnya.

Sebagian besar ibu hamil cemas tentang sejauh mana kondisi mereka akan memburuk karena kehamilan, apakah akan mengalami trauma selama persalinan, dan bagaimana dampaknya terhadap bayi.

Sebelum 1950, diyakini secara luas bahwa kehamilan dapat menyebabkan kurva skoliosis. Bahkan, diyakini pula bahwa skoliosis mengurangi kesuburan hingga tingkat tertentu. Tetapi, berbagai studi dari waktu ke waktu menunjukkan bahwa tidak satu pun pandangan tersebut benar.

Ada yang menganggap bahwa kurva spina akan semakin bertambah akibat pertambahan bobot selama periode panjang kehamilan. Ibu mungkin juga merasa bahwa pembesaran rahim akan menekan berbagai bagian tubuh dan akibatnya, memperparah kondisi skoliosis.

Sebagian besar dari kita tahu bahwa perubahan dalam tubuh menyebabkan wanita mengalami berbagai masalah, dan salah satu masalah yang paling sering terjadi dalam trimester ketiga adalah sakit punggung. Selain itu, ketakutan terhadap kehamilan yang akan menyebabkan masalah sakit punggung kronis juga sering timbul.

Walaupun ada beberapa komplikasi yang dapat disebabkan oleh kehamilan pada wanita pengidap skoliosis, banyak yang tergantung pada tingkat keparahan skoliosis dan cara Ibu menangani kehamilan Ibu. Kasus skoliosis ringan dapat berlangsung sepanjang periode kehamilan tanpa sedikit pun masalah yang benar-benar berbeda dari masalah pada kehamilan normal. Hal yang perlu dicemaskan jika mengidap skoliosis ringan adalah pola makan dan jenis latihan tertentu.

Namun, dalam beberapa kasus dengan tingkat keparahan skoliosis sedang atau berat, Ibu mungkin merasakan nyeri punggung melampaui keadaan normal sebagaimana riset menunjukkan bahwa hampir 80% pengidap skoliosis sesekali akan mengalami nyeri punggung dalam hidupnya. Karena itu, bagi wanita hamil hal ini lumrah karena pertumbuhan janin memengaruhi postur ibu sementara otot-otot perut meregang hingga batas maksimum untuk memberi tempat bagi sang bayi. Ini sesuatu yang sangat mungkin berlanjut dari separuh trimester kedua hingga persalinan, bahkan lebih lama. Namun kabar baiknya, ada cara yang tepat untuk menangani sakit punggung dan tetap terkendali dengan latihan yang tepat.

Para pengidap skoliosis berat mungkin mengalami masalah sesak napas dan gangguan pernapasan lainnya. Hal ini akan Ibu alami hingga trimester ketiga ketika janin semakin besar dan mulai menekan diaftragma. Sekali lagi, kondisi seperti inilah yang dihadapi banyak wanita ketika memasuki trimester ketiga. Walaupun, mungkin lebih mencolok dalam kasus Ibu. Ini berarti dibutuhkan perhatian dan penangangan ekstra agar Ibu tidak mengalami masalah pernapasan.

Penjelasan detail tentang hal ini terdapat dalam bagian tentang trimester terakhir.

Karena itu, penanganan nyeri menjadi aspek penting dan kritis dalam kasus kehamilan disertai skoliosis. Ibu perlu mempertimbangkan hal ini sebelum persalinan aktual terjadi karena nyeri dapat menjadi sulit diatasi ketika sedang mengandung.

Proses persalinan mungkin berbeda jika Ibu mengidap skoliosis berat. Ada yang cukup beruntung menjalani persalinan normal walaupun mengidap skoliosis, yang bergantung pada besar kurva dan tingkat keparahannya. Namun, wanita lain mungkin harus menjalani epidura, bahkan bedah sesar. Keputusan final menyangkut jenis persalinan khusus yang akan dijalani tergantung pada dokter dan harus dibuat dengan mempertimbangkan kesehatan Ibu, kenyamanan bayi selama persalinan, derajat kurva skoliosis, dan komplikasi lainnya. Banyak wanita menemukan bahwa sangat mungkin melahirkan normal walaupun mengidap skoliosis.

Satu hal yang perlu diingat bahwa Ibu sebaiknya mengetahui dan menyadari kondisi skoliosis Ibu dan menyampaikan hal ini kepada ahli kandungan sejak kunjungan pertama. Dengan demikian, ginekolog Ibu dapat berkonsultasi dengan profesional atau kiropraktisi terlatih menyangkut sejauh mana kehamilan akan ditangani lebih lanjut dan tindakan pencegahan khusus apa yang perlu diambil agar kehamilan Ibu aman dan sehat.

Bagi Ibu yang telah menjalani operasi perbaikan skoliosis, Ibu perlu menunggu hingga sekitar enam bulan sampai satu tahun sebelum mencoba hamil lagi. Alasannya karena tubuh perlu disembuhkan sebelum dapat memikul beban yang datang bersama kehamilan. Ibu pun sebaiknya berkonsultasi dengan dokter sebelum memulai proses kehamilan karena setiap kasus berbeda dan membutuhkan perlakuan tersendiri.

Kesimpulannya, penting untuk diingat bahwa riwayat skoliosis tidak meningkatkan risiko progresi kurva kecuali jika Ibu mengidap skoliosis berat dan belum mengambil langkah pencegahan menyangkut gaya hidup, nutrisi, dan latihan. Bagi mereka yang rentan osteoporosis atau penyakit degeneratif cakram, duduk lama pada satu posisi cenderung membuat skoliosis berkembang.

Suatu kajian dan analisis dilakukan terhadap 355 wanita yang terkena skoliosis dan telah mencapai kematangan skeletal (Risser Grade 4).

Para wanita ini dibagi ke dalam dua grup. Grup A terdiri atas 175 wanita yang pernah hamil. Grup B beranggotakan 180 wanita yang tidak pernah hamil. Kedua grup ini dibandingkan dalam hal jenis terapi skoliosis yang pernah mereka jalani. Tercatat bahwa kurva berkembang pada kedua grup sampai level tertentu. Besarnya progresi mencapai lebih dari 5 derajat pada 25 persen wanita dan lebih dari 10 derajat pada sekitar 10 persen. Studi ini menunjukkan bahwa tingkat progresi kurva tidak dapat dihubungkan dengan kehamilan sama sekali.

Juga, tercatat bahwa usia wanita ketika hamil tidak memengaruhi progresi. Ketika riwayat persalinan wanita dalam Grup A ditelaah, tidak ada tanda komplikasi apa pun sepanjang proses persalinan, kecuali empat wanita yang mengalami kesulitan persalinan. Ada beberapa kasus bedah sesar, tetapi sama sekali tidak terkait dengan skoliosis.

Nyeri punggung adalah salah satu aspek kehamilan yang perlu ditangani sepenuhnya. Kondisi ini terlihat pada sekitar 50 persen kasus wanita hamil pengidap skoliosis. Penanganan nyeri tergantung pada apakah nyeri itu terjadi pada area pinggang atau area panggul. Jenis latihan fisik tertentu, pengurangan mobilitas, penggunaan kursi roda dalam bulan-bulan terakhir, dan terapi lainnya merupakan cara yang lumrah dilakukan untuk menangani nyeri dan karena itu dianjurkan.

Kendati tiada obat-obatan khusus untuk mengobati skoliosis, ada pengidap yang menggunakan obat penghilang nyeri. Jika Ibu meminum obat untuk menyembuhkan skoliosis, sebaiknya konsultasikan dengan ginekolog Ibu. Obat-obatan ini kini diketahui menimbulkan cacat lahir pada anak-anak dan Ibu perlu menyadarinya, bahkan sebelum merencanakan kehamilan. Yang terbaik ialah berhenti minum obat semacam itu beberapa bulan sebelum berencana untuk memiliki bayi agar tidak menyesal kemudian.

Aspek lain yang perlu diwaspadai ketika merencanakan kehamilan dalam kondisi skoliosis adalah masalah isi perut dan kandung kemih. Mereka yang bermasalah dengan gerakan isi perut dan kandung kemih mungkin merasa bahwa kondisi ini memburuk selama kehamilan. Kadang, menyebabkan ketidakmampuan mendorong selama proses persalinan yang mengakibatkan suksi paksa atau persalinan forsep.

Satu hal yang tidak perlu dicemaskan ialah apa yang terjadi pada janin selama persalinan jika Ibu mengidap skoliosis. Dalam sejumlah besar kasus, tipe persalinan khusus bergantung pada faktor di luar skoliosis, seperti posisi sungsang atau leher rahim tidak membuka. Jarang ditemukan situasi bedah sesar hanya karena ibu mengidap skoliosis.

Peluang anak Ibu mengidap skoliosis bawaan tidak lebih tinggi jika Ibu mengalami skoliosis. Namun, kemungkinan lebih besar anak Ibu akan mengidap skoliosis idiopatik dan ini perlu diperhatikan seiring pertambahan usianya.

BAB 6

TERAPI SKOLIOSIS KONVENSIONAL

Opsi terapi yang mungkin dianjurkan dokter bergantung pada berbagai faktor, antara lain besar kurva, gender, usia, kematangan tulang kerangka, kondisi umum kesehatan, dan letak kurva.

Tergantung tingkat keparahan kurva skoliosis, Ibu dapat terus hidup tanpa masalah sama sekali. Namun, diketahui bahwa skoliosis dapat menyebabkan penurunan harapan hidup rata-rata sebanyak 14 tahun. Selain itu, kita tahu bahwa skoliosis dapat menimbulkan komplikasi lain selama hamil walaupun tidak menghalangi persalinan normal. Ada komplikasi yang perlu disadari dan dicegah agar dapat hamil dengan aman.

Banyak dokter cenderung menganjurkan pendekatan "tunggu dan lihat" untuk skoliosis. Alasannya karena tiada pengobatan konvensional tetap untuk skoliosis yang bisa diperoleh dari profesional kesehatan modern. Untuk skoliosis ringan, dokter mungkin menganjurkan Ibu secara teratur memonitor kurva dan melanjutkan dengan pemeriksaan kesehatan dan sinar ronsen untuk mengetahui progresinya.

Umumnya, jika besar kurva lebih dari 25 derajat, Ibu mungkin dianjurkan memakai rungkup, dan dalam kasus yang lebih parah, yakni di atas 40 derajat, Ibu bahkan dapat berbaring di kamar operasi. Walaupun opsi ini dibahas terperinci di bawah ini, harus diingat bahwa

Ibu masih dapat mencegah perkembangan skoliosis lebih jauh. Ibu pun bisa memanfaatkan opsi pengobatan atau terapi yang memperkecil peluang pewarisan kepada keturunan.

Ketiadaan opsi pengobatan pada dokter tidaklah mengherankan. Faktanya, mereka mengabaikan opsi pengobatan reguler yang dapat membantu menyembuhkan skoliosis sepenuhnya. Pokok persoalannya terletak pada fakta bahwa sejumlah besar skoliosis yang terdiagnosis adalah idiopatik. Sampai kini para dokter tidak mengetahui apa penyebab kurvatura spina abnormal. Mereka hanya dapat menebak faktor pemicu munculnya kurvatura: entah karena kerangka tulang tidak berkembang, atau kegagalan jaringan ikat, atau pengaruh genetik, atau pengaruh lingkungan.

Apabila dokter menyarankan opsi pengobatan aktif, resep yang paling sering diberikan adalah rungkup. Jenis rungkup yang ada bervariasi dan sebagian besar dinamakan sesuai tempat pengembangannya. Pilihan rungkup untuk kasus Ibu harus ditentukan berdasarkan besar dan lokasi kurva. Beberapa tipe rungkup yang sering digunakan adalah:

- *Rungkup Milwaukee* — Disebut juga rungkup *Cervico-Thoraco-Lumbo-Sacral-Orthosis* dan mirip Rungkup Boston, tetapi memiliki cincin leher dengan batang penyangga vertikal. Rungkup ini diresepkan untuk kurva spina di area dada dan dipakai 23 jam sehari.

- *Rungkup Charleston* — Rungkup Bungkuk Charleston ini kadang disebut rungkup 'malam' karena diresepkan hanya untuk pemakaian malam hari. Rungkup ini dibuat ketika pasien membungkuk ke satu sisi sehingga saat pasien dalam posisi normal, rungkup ini

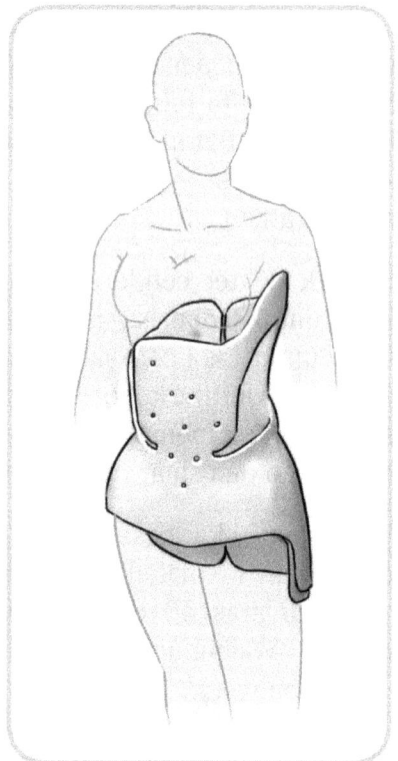

menekan ke arah yang berlawanan. Rungkup ini efektif hanya jika kurva terletak di bawah tulang belikat.

- *Rungkup Wilmington* — Berupa rungkup ubah-suai dan ortosis kontak penuh. Rungkup ini dibuat seperti rompi dan dapat dibuka di depan agar mudah dilepas. Cetakan korektif dibuat pada jaket ini untuk merawat kurva khusus.

- *Rungkup Providence* — Terbuat dari rangka akrilik dan menerapkan tekanan korektif pada tubuh pasien. Cetakan gips diambil guna memastikan ketepatan penerapan titik-titik tekanan.

- *Rungkup Cheneau* — Dikembangkan oleh Dr. Cheneau, rungkup ini memperbaiki hipokifosis bagian dada. Bahannya berupa polipropilen dan mempunyai bukaan Velcro di depan. Rungkup ini ditujukan untuk memperbaiki skoliosis secara tiga dimensi.

- *Rungkup SpineCor* — Rungkup fleksibel ini diresepkan untuk pasien skoliosis idiopatik ringan dengan level kurva antara 15 hingga 50 derajat. Pasien diharapkan memakai rungkup ini sedikitnya 20 jam sehari. Ketika rungkup ini dibuat, diperkirakan bahwa pasien akan bertumbuh dan karena itu aspek ini pun diakomodasi. Komponen rungkup ini perlu diganti kira-kira setiap satu setengah hingga dua tahun. Terlihat bahwa jenis rungkup ini sangat efektif pada pasien skoliosis idiopatik remaja.

Walaupun Ibu menganggap perungkupan sebagai opsi non-invasif sehingga dapat dicoba, harus diketahui bahwa perungkupan tidak benar-benar membantu dalam kasus skoliosis neuromuskular atau skoliosis bawaan. Juga, diketahui kurang efektif untuk kasus skoliosis infantil, juvenil, dan remaja.

Mengenakan rungkup bisa saja sangat memalukan dan mungkin juga memengaruhi citra-diri, terutama di kalangan remaja. Ada yang merasa sangat tidak nyaman memakai rungkup sepanjang hari. Karena itu, pikirkan matang-matang sebelum memutuskan memakai rungkup.

Suatu studi mengenai rungkup skoliosis pada 1984 menyatakan bahwa rungkup membawa sedikit perbaikan, tetapi insignifikan pada orang yang dirungkup. Namun, ada sejumlah observasi yang menunjukkan bahwa 75 persen grup kontrol juga mengalami kurva non-progresif. Karena itu, pandangan bahwa progresi kurva skoliosis dapat 'dikurung' dan dibatasi tidak begitu meyakinkan. Satuan Tugas Pelayanan Kesehatan Preventif AS pada 1993 menyatakan bahwa "selain koreksi sementara pada lengkungan, tidak tersedia cukup bukti bahwa rungkup membatasi progresi alami skoliosis."

Drs. Dolan dan Weinstein pada 2007 melakukan kajian yang dipublikasikan dalam *Spine*. Studi ini menyatakan bahwa observasi belaka dan bahkan pemakaian rungkup tidak berdampak terhadap skoliosis. Berbagai opsi terapi ini tidak juga efektif dalam memastikan bahwa pembedahan dapat dicegah.

Ogilvie et al. dalam *Axial Bio-Tech* melakukan kajian terhadap progresi lengkungan skoliosis dan aspek terkait lainnya di kalangan pasien yang dirungkup dibandingkan dengan hasil yang diharapkan dari pasien lain berdasarkan pengetahuan genetik. Kajian ini juga menunjukkan bahwa perungkupan tidak banyak memengaruhi skoliosis.

Jurnal *Spine* (September 2001) memuat satu artikel berjudul "Effectiveness of Bracing Male Patients with Idiopathic Scoliosis". Artikel ini memerinci terjadinya progresi 6 derajat di antara 74 persen subyek pengamatan, walaupun mereka memakai rungkup. Selain itu, 46 persen subyek pemakai rungkup mencapai level kurva yang memerlukan operasi.

Pusat Penelitian Anak-Anak di Dublin, Irlandia juga menerbitkan artikel yang menyatakan, "Sejak 1991, di pusat penelitian ini, perungkupan tidak dianjurkan untuk anak-anak pengidap Skoliosis Idiopatik Remaja. Tak dapat dikatakan bahwa rungkup memberikan manfaat yang berarti bagi pasien atau komunitas anak."

Di sisi lain, ada juga beberapa studi yang menunjukkan bahwa perungkupan kadang dapat mengurangi progresi kurva secara efektif. Menurut kajian *Scoliosis Research Society* (SRS), perungkupan berhasil menghentikan progresi kurva pada 74 hingga 93 persen pasien wanita pengidap skoliosis idiopatik. Ketepatan persentase keberhasilan bergantung pada jenis rungkup yang dipakai.

Walaupun berbagai kajian telah dilakukan, belum ada jawaban pasti atas pertanyaan apakah rungkup dapat menghentikan progresi atau tidak. Matthew B. Dobbs, M.D., ahli bedah pediatri ortopedis di *St. Louis Children's Hospital* dan kolaborator studi di Washington University menyatakan, "Meski perungkupan, untuk memperlambat progresi kurva pada pasien SIR, telah menjadi standar perawatan di AS selama sekitar 30 tahun, efektivitasnya tetap tidak jelas. Ada pasien yang memakai rungkup, tetapi progresi kurvanya terus berlanjut. Di sisi lain, ada pasien SIR yang tidak memakai rungkup, namun tidak mengalami progresi kurva."

Washington University School of Medicine di St. Louis terlibat dalam suatu studi untuk memahami sejauh mana pengaruh rungkup terhadap berbagai tipe kurva. Diharapkan bahwa studi ini akan memberikan jawaban dan pemikiran mendalam tentang tipe kurva spesifik yang sangat mungkin dapat diatasi dengan rungkup. Para peneliti dan profesional kesehatan juga yakin bahwa ini akan membantu dalam meresepkan rungkup secara lebih selektif.

Sampai kini riset belum secara tegas menyimpulkan bahwa rungkup merupakan opsi terapi efektif untuk skoliosis. Dr. Stefano Negrini dari *Italian Scientific Spine Institute di Milan*, Italia melaporkan bersama koleganya bahwa tiada bukti konklusif tentang efektivitas opsi perungkupan. Riset kecil ini, yang menunjukkan bahwa rungkup efektif, juga tidak konklusif mengenai temuan-temuannya.

Sebagian besar pemerhati terapi skoliosis sedang menanti hasil studi jutaan dolar selama lima tahun yang dilaksanakan oleh *National Institute of Arthritis and Musculoskeletal and Skin Diseases*. Diperkirakan bahwa jika studi ini dianalisis secara obyektif, tidak berat sebelah dan akurat, maka banyak pertanyaan mengenai efek perungkupan dan terapi lainnya pada skoliosis akan terjawab.

Berdasarkan informasi yang kami miliki saat ini, tidak dapat kami simpulkan apakah perungkupan efektif atau tidak. Setidaknya, riset belum dapat menunjukkan secara konklusif bahwa memakai rungkup dapat memperbaiki level kurva, mengurangi besarnya progresi, mencegah pembedahan, atau jelas-jelas dapat membantu. Terdapat begitu banyak faktor yang memengaruhi proses perkembangan skoliosis, walaupun ada sedikit bukti yang mengindikasikan bahwa faktor perungkupan sendiri membantu dalam beberapa kasus tanpa faktor genetik, gizi, fisioterapi, dan lingkungan.

Ada berbagai kelemahan dalam pemakaian rungkup konvensional. Pertama, rungkup sangat tidak nyaman. Alat ini sangat jelas terlihat dan karena itu tidak disukai remaja wanita. Rungkup jelas perlu menutupi area dada penderita sepenuhnya. Ini menyebabkan tubuh pemakai tampak sangat besar dan membuatnya merasa tidak nyaman. Selain itu, sebagian besar dokter yang meresepkan rungkup juga menganjurkan lama pemakaian sedikitnya 23 jam sehari agar efektif. Hanya tersedia sedikit celah dalam kurungan rungkup.

Tiada dokter yang akan mengatakan tentang hal ini, namun tekanan rungkup pada tubuh membatasi mobilitas dan gerakan alami. Rungkup juga lama kelamaan melemahkan poros tubuh dan menyebabkan atrofi otot. Tubuh menjadi begitu letih karena memakai rungkup setiap saat sehingga spina kehilangan tenaga dan kekuatan alaminya. Tubuh menjadi kurang luwes dan mudah cedera ketika rungkup dilepas. Tekanan konstan pada sangkar rusuk dapat menyebabkan deformasi dada yang mengarah pada tingkat komplikasi skoliosis yang lebih tinggi.

Kita pun sudah membahas aspek psikologis pemakaian rungkup untuk perbaikan skoliosis. Coba bayangkan bila sepanjang siang dan malam terkurung dalam cetakan. Rasanya lebih buruk daripada memakai baju besi karena setidaknya baju besi dapat dilepas setelah beberapa jam dan tidak menjepit serta menekan tubuh setiap saat.

Suatu studi baru-baru ini menunjukkan bahwa 60 persen pemakai rungkup merasa perungkupan telah membuat mereka cacat. Empat belas pemakai merasa perungkupan meninggalkan parut psikologis. Apakah Ibu mau melakukannya pada diri sendiri atau anak Ibu? Opsi ini mungkin suatu saat akan ditawarkan, dan sebaiknya berbagai poin obyektif ini ditinjau sebelum memutuskan memakai rungkup.

Aspek lain yang mendukung fakta bahwa rungkup tidak efektif ialah kurangnya penurunan angka tindakan bedah skoliosis. Rungkup umumnya digunakan oleh dokter konvensional untuk merawat pasien skoliosis. Ada sekitar 30 ribu operasi spina setiap tahun. Kira-kira sepertiganya merupakan kasus pembedahan skoliosis berat. Jumlah kasus semacam ini tampaknya tidak berkurang dan terus ditawarkan sebagai opsi satu-satunya untuk kasus skoliosis berat.

Walaupun terdapat berbagai pro kontra mengenai perungkupan, ada juga beberapa kajian yang membuktikan efikasinya. Dengan ketiadaan jenis terapi lainnya, mau tak mau rungkup menjadi satu-satunya pilihan. Apa pun keputusan Ibu sesudah berkonsultasi dengan praktisi, pastikan Ibu memutuskan setelah memikirkan semua pro kontra mengenai pemakaian rungkup, terutama jika opsi ini dianjurkan untuk remaja.

Jenis-Jenis Pembedahan Skoliosis

Terdapat variasi prosedur pembedahan untuk kasus skoliosis berat.

Prosedur Harrington

Prosedur Harrington paling lazim dari semua teknik yang digunakan dalam operasi skoliosis. Namun, teknik ini sudah diganti dengan prosedur baru selama 10 tahun terakhir. Dalam prosedur ini, batang logam digunakan memanjang dari bawah hingga ujung atas kurva. Ini membantu proses fusi ruas tulang belakang pada tempat yang memerlukan koreksi. Ada juga pasak yang diselipkan ke dalam tulang yang berfungsi seperti jangkar untuk batang logam yang menggantung.

Perawatan pascaoperasi melibatkan pemakaian rungkup untuk menjaga postur pada tempatnya sehingga proses penyembuhan berjalan baik, termasuk istirahat total di tempat tidur selama sekitar tiga hingga enam bulan. Pada sebagian besar kasus, batang ini dapat dicopot setelah beberapa tahun apabila telah terjadi perbaikan. Namun, hal ini jarang dilakukan kecuali terjadi infeksi yang memerlukan perhatian.

Teknik ini memiliki sejumlah besar kelemahan. Salah satunya, yakni sangat sulit dipakai oleh remaja. Istirahat total tiga hingga enam bulan di tempat tidur sama saja dengan menghentikan kehidupan cukup lama. Umumnya, ada bukti terjadi perbaikan sekitar 10 hingga 25 persen, tetapi prosedur ini tidak dapat memperbaiki rotasi spina. Artinya, bungkul tulang rusuk tidak dapat diperbaiki.

Sebagian besar penderita yang menjalani prosedur ini berakhir dengan sindrom punggung rata. Ini terjadi terutama karena tindakan koreksi untuk menghilangkan cekungan normal-tulang punggung bawah yang disebut lordosis. Lama kelamaan sindrom ini mulai menyebabkan masalah postur tegak. Jika Ibu mengalami sindrom punggung rata selama pembedahan ini, mungkin akibat lainnya akan berupa nyeri punggung selama kehamilan.

Prosedur Harrington juga berbahaya karena berkaitan dengan fenomena poros-engkol. Kondisi ini terjadi ketika suatu bagian spina terus bertumbuh setelah peleburan parsial dari punggung yang mengakibatkan perkembangan kurvatura, karena kolumna spina yang dilebur secara parsial menjadi terpilin. Walaupun hal ini mungkin tidak terjadi pada orang yang lebih tua, ada kemungkinan terjadi pada anak-anak yang berumur di bawah 11 tahun.

Bedah silang vertebra setelah bedah skoliosis

Sejumlah sekrup dipasang pada tangkai tulang belakang, dan batang titanium berulir dengan diameter 1/4 inci disisipkan melakui kepala sekrup.

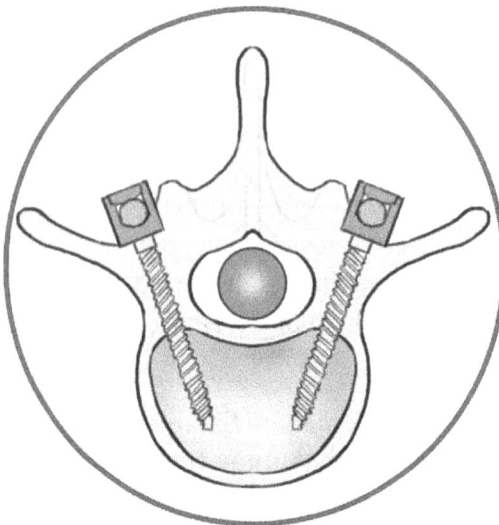

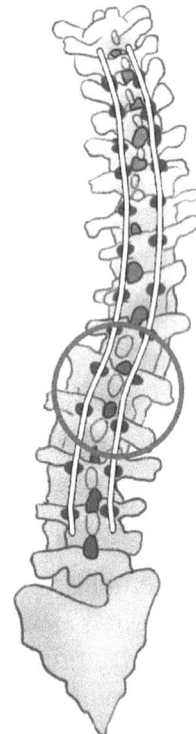

Ilustrasi teknik bedah dan instrumen yang diipakai.

Prosedur Cotrel-Dubousset

Prosedur bedah ini dianggap lebih baik daripada prosedur Harrington. Juga, dianggap efektif memperbaiki kurva dan rotasi spina dan karena itu selangkah lebih maju daripada prosedur Harrington. Peluang sindrom punggung rata pun sangat kecil dengan teknik ini. Batang-batang paralel dihubungkan-silang sehingga vertebrae yang dilebur dapat lebih stabil; waktu pemulihannya sekitar tiga minggu.

Kelemahan terbesar prosedur ini terletak pada tindakan bedahnya yang sangat rumit dan sulit. Terdapat begitu banyak persilangan batang, sementara ahli bedah yang dapat melakukan operasi semacam itu tanpa komplikasi, jumlahnya minimal.

Instrumentasi Texas Scottish-Rite Hospital (TSRH)

Prosedur TSRH sangat mirip dengan prosedur Cotrel-Dubousset. Perbedaannya terletak pada jenis batang dan kait yang digunakan. Tekstur instrumen dalam pembedahan TSRH lebih mulus dan lebih baik. Tekstur dan kualitas batang dan kait memudahkan pembongkaran atau penyetelan ulang jika keputusan seperti itu perlu dibuat beberapa bulan setelah prosedur. Kelemahannya seperti kelemahan prosedur Cotrel-Dubousset.

Instrumentasi Luque

Termasuk salah satu prosedur yang digunakan ahli bedah untuk operasi skoliosis. Prosedur ini dapat membantu menjaga cekungan kurva punggung bawah. Selain itu, dianggap cukup baik sehingga tidak dibutuhkan penggunaan rungkup pasca-operasi. Namun, terlihat bahwa tanpa pemakaian rungkup, jumlah perbaikan yang dicapai setelah operasi lama kelamaan berkurang. Instrumentasi Segmen Spina Wisconsin (*Wisconsin Segmental Spinal Instrumentation, WSSI*) juga digunakan dalam sejumlah kasus, namun tampaknya memiliki semua efek negatif seperti pada prosedur Luque dan Harrington.

Prosedur lain yang sangat populer belakangan ini adalah torakoplasti. Prosedur ini dapat mengurangi bungkul tulang rusuk yang begitu sering terjadi dalam kasus skoliosis. Kadang proses ini dilakukan bersamaan dengan peleburan spina. Setelah prosedur torakoplasti, timbul rasa nyeri pada tulang rusuk, selain berisiko terhadap penurunan fungsi paru-paru. Bila prosedur ini dilakukan bersama fusi spina, waktu penyelesaian operasi dapat bertambah. Ini berarti lebih banyak kehilangan darah dan anestesi berkepanjangan. Juga terlihat bahwa operasi ini kadang mengakibatkan membran paru tertusuk. Ini dapat menyebabkan darah atau udara memasuki rongga dada.

Biasanya, ahli bedah memakai pendekatan posterior, dan melakukan sayatan bedah pada punggung pasien. Namun, saat ini ada kecenderungan menggunakan pendekatan anterior: sayatan operasi dilakukan melalui dinding dada. Opsi ini memperkecil peluang fenomena poros engkol dibanding pendekatan posterior. Pendekatan anterior juga lebih baik untuk perbaikan kurva pada area dada-pinggang. Pendekatan posterior dilakukan terutama jika kurva sagital perlu dikurangi (dalam kasus hiperkifosis) dan jika peluang terjadinya infeksi paru atau dada lebih tinggi.

Apabila menyangkut masalah kesehatan, tiada prosedur yang dapat menjamin keberhasilan 100 persen dan jika kita mengizinkan prosedur invasif, kita membuka jalan bagi banyak komplikasi. Berbagai studi antara 1993 dan 2002 menunjukkan bahwa operasi skoliosis menyebabkan komplikasi pada 15 persen anak-anak dan 25 persen orang dewasa.

Terjadi cukup banyak kehilangan darah selama pembedahan, yang berarti diperlukan banyak transfusi darah. Banyak pasien diminta untuk mendonorkan darah selama periode prabedah untuk mengganti kehilangan tersebut −sesuatu yang dapat membuat pasien semakin stres setelah mencemaskan prosedur dan hasilnya. Teknik endoskopi minim invasif sedang dikaji untuk mengurangi kehilangan darah selama operasi.

Sebagaimana terjadi pada semua prosedur bedah, membelah tubuh menambah peluang infeksi, seperti infeksi saluran uriner dan infeksi pankreas yang sering terjadi. Antibiotik perlindungan pascabedah diperlukan untuk mencegah infeksi.

Salah satu komplikasi terbesar dari operasi spina adalah komplikasi saraf. Ini diketahui terjadi di antara 1 persen pasien yang menjalani operasi. Pasien lanjut usia lebih berisiko terhadap komplikasi ini daripada pasien muda. Beberapa dampak kerusakan saraf meliputi kelemahan otot dan kelumpuhan.

Pseudoartrosis, yakni fusi tulang yang tidak sempurna, merupakan komplikasi bedah skoliosis yang menyebabkan perkembangan sendi-semu pada tulang belakang. Masalah ini sering terjadi pada pendekatan anterior dengan tingkat insidensi 20 persen. Kondisi ini bisa sangat menyakitkan dan sulit ditangani. Nyeri punggung bawah dalam kondisi seperti itu sangat menyiksa dan lama kelamaan dapat menyebabkan degenerasi cakram serta memengaruhi kekuatan otot, mobilitas tubuh bagian bawah, dan keseimbangan.

Sekitar dua bulan usai operasi, terlihat adanya masalah paru-paru dengan tingkat persentase signifikan pada orang dewasa muda dan anak-anak. Komplikasi ini terlihat pada mereka yang mengidap skoliosis sekunder. Masalah lain seputar operasi koreksi kurva skoliosis meliputi batu empedu, pankreatitis, penyumbatan usus, dan cidera internal lainnya yang dapat terjadi karena kait terlepas, rusak atau berkarat.

Seiring waktu, prosedur ini direkacipta ulang dan diperbaiki agar mencakup opsi yang memungkinkan batang-mengembang, penjepitan bodi vertebra dan penambatan spina anterior. Banyak prosedur bedah juga mengklaim prosedurnya minim invasif.

Komplikasi prosedur bedah skoliosis terlalu banyak untuk diabaikan. Selain itu, tingginya biaya operasi pun perlu dipertimbangkan. Biaya prosedur ini di AS sekitar $120 ribu per operasi. Hampir kurang dari separuh pasien yang menjalani operasi tampaknya menjadi cacat, apa pun jenis operasinya (atau mungkin karena tindakan operasi) dan sisanya kelihatan kembali ke tahap praoperasi dalam waktu maksimal 22 tahun. Walaupun jumlah operasi mengejutkan kita, perlu diingat bahwa bisa terjadi, dan sering, prosedur tindak-lanjut memerlukan biaya pula. Komplikasi, seperti batang longgar, kait patah, dan lain-lain perlu diperbaiki dan umumnya diperlukan prosedur bedah tambahan.

Pernahkah Ibu bayangkan bahwa sekitar seperempat pasien bedah tampaknya mengalami masalah dengan kontrol gerak setelah pembedahan? Ada banyak pasien yang sebetulnya sampai titik tertentu menyatakan bahwa komplikasi pascabedah skoliosis jauh lebih tinggi dan sulit diatasi daripada skoliosis itu sendiri.

Dengan mempertimbangkan beragam fakta ini, jelas tidak seorang pun mau menganjurkan opsi pengobatan skoliosis ini. Bahkan, tidak masuk akal bila orang harus mengalami komplikasi pascabedah yang lebih tinggi dan kembali ke keadaan prabedah setelah beberapa lama. Ya, ada banyak prosedur bedah yang mengklaim memiliki dampak invasif minimal. Tetapi, tidak ada definisi jelas tentang dampak invasif minimal. Juga ketika tubuh dibedah, terlepas dari sekecil apa pun bukaan atau sayatannya, peluang terjadinya satu atau dua komplikasi akan bertambah. Orang bahkan dapat mempertimbangkan untuk mengambil risiko tersebut bila mengetahui bahwa proses bedah dapat benar-benar memperbaiki masalah kesehatannya. Namun, tidak demikian untuk kasus bedah skoliosis.

Menentukan teknik yang dapat membantu menangani skoliosis dengan lebih baik merupakan pilihan. Ini bukan hanya akan membantu dalam keseluruhan penanganan kondisi ini, melainkan juga memastikan bahwa Ibu tidak meminum obat-obatan keras yang dapat merusak sistem tubuh. Jika ingin memperbaiki skoliosis sampai titik tertentu yang diharapkan, pikirkan baik-baik sebelum memilih opsi pembedahan. Pilihan ini hanya akan melemahkan sistem – sesuatu yang tidak Ibu inginkan ketika sedang menyiapkan diri untuk mengandung seorang bayi.

Pembedahan akan membuat Ibu terbaring lama di tempat tidur sebelum sempat berpikir untuk bangun. Ini bukan sesuatu yang dapat Ibu lakukan setahun sebelum rencana kehamilan. Maksudnya bahwa, mempertimbangkan pembedahan koreksi lebih dahulu daripada merencanakan kehamilan bukan ide bagus. Bukan hanya dapat menyebabkan komplikasi yang dapat menghilangkan peluang hamil dalam beberapa tahun berikutnya, melainkan juga dapat menyebabkan komplikasi yang memengaruhi kehidupan Ibu.

Usai membaca semua detail komplikasi dan tingginya risiko bedah di samping kurangnya kepastian perbaikan, harap diingat bahwa jika kelak anak Ibu terdiagnosis skoliosis, Ibu harus mengambil keputusan sebaik-baiknya jika memilih opsi pembedahan untuk anak Ibu. Bila perlu, buatlah catatan dan pelajari berbagai nutrisi dan terapi latihan yang dapat digunakan untuk mencegah kemunculan dan progresi skoliosis. Ingatlah tentang 'perungkupan' yang telah Ibu baca. Sesuatu yang kemungkinan besar tidak ingin Ibu alami dan bukan sesuatu yang harus Ibu pilih untuk anak Ibu karena merupakan opsi terapi yang kaku dan mengekang.

Ada berbagai metode yang tidak melibatkan obat-obatan, perungkupan, atau pembedahan, tetapi diketahui membantu mengatasi masalah skoliosis. Metode fisioterapi Schroth telah menunjukkan sejumlah keberhasilan. Metode ini digunakan sejak 1920 dan dikembangkan di Jerman oleh seorang pengidap skoliosis, Katharina Schroth. Dinyatakan bahwa rangkaian latihan fisik yang telah dikembangkan menjadi program ini, mampu memperbaiki kurva skoliosis 10 persen.

Di samping fisioterapi, terapi pekerjaan pun perlu dijalani oleh para pengidap skoliosis yang melakukan pekerjaan normal. Umumnya, terapi ini wajar untuk kasus skoliosis berat. Jika mengalami kasus skoliosis berat dan merasa tidak dapat menjalani hidup, sebaiknya Ibu menghubungi terapis pekerjaan untuk mengetahui bagaimana mereka dapat membantu Ibu. Mungkin akan ada penilaian, intervensi, dan terapi sesudah diagnosis.

Musculoskeletal Disorders melaporkan suatu kajian pada September 2004 yang dilakukan oleh Mark Morningstar, D.C., Dennis Woggon, D.C., dan Gary Lawrence, D.C. Dua puluh dua pasien dengan sudut Cobb 15 hingga 52 derajat dikaji. Para pasien ini diberi protokol rehabilitasi yang mencakup penyesuaian, latihan, stimulasi getaran, dan lain-lain. Dari 19 pasien yang diamati, terdapat penurunan rata-rata 62 persen dan tidak seorang pasien pun menunjukkan peningkatan kurva. Jelas, kajian ini menunjukkan bahwa ada cara dan sarana yang aman untuk menangani skoliosis, yakni terapi, latihan fisik, dan rehabilitasi.

Sebagai calon orang tua, Ibu perlu menyadari bahwa pilihan Ibu akan banyak memengaruhi janin. Karena itu, Ibu perlu memastikan untuk menangani dan merawat skoliosis dengan cara yang natural dan tidak berisiko terhadap sistem tubuh.

Satu hal yang kita ketahui pasti, yaitu skoliosis bersifat herediter. Grup James W. Ogilvie menemukan penanda genetik, dua lokus genetik mayor dan 12 lokus minor yang dapat membantu kita memahami perkembangan dan progresi skoliosis. Artinya, kecenderungan herediter terhadap skoliosis dan cara perkembangannya diketahui. Karena kita tahu, kita dapat menggunakan regimen yang diubah-suai untuk menangani kondisi ini.

Sering, metode konvensional tidak berjalan karena hanya mengobati gejala dan bukan penyebabnya. Kasus ini terjadi pada semua opsi perawatan kesehatan; bukan merawat pribadi seseorang, melainkan kurvanya saja. Penting bahwa setiap jenis perawatan disesuaikan dengan faktor biokimia, neurologis, dan metabolis yang membangun sistem tubuh manusia sebagaimana ditunjukkan dalam buku pertama saya, 'Program Pencegahan dan Penyembuhan Skoliosis untuk Anda'. Penyembuhan yang efektif bukanlah penyembuhan yang berlaku umum bagi semua pasien. Penyembuhan yang tepat dan berhasil adalah penyembuhan yang mempertimbangkan faktor spesifikasi kurva individu, gaya hidup, nutrisi, dan lain-lain sehingga menghasilkan metode penyembuhan ubah-suai menyeluruh, meliputi modifikasi diet, latihan, dan gaya hidup. Dengan demikian, Ibu mampu mengobati penyebab penyakit, bukan hanya gejalanya.

Dokter sudah terlatih untuk mengetahui apa yang akan diberikan kepada Ibu. Demikian pula halnya jika saudara, atau teman Ibu pergi ke dokter dengan gejala yang sama, ia akan memberikan resep yang sama. Sebagian besar obat-obatan yang Ibu minum akan membantu Ibu merasa lebih baik karena mengurangi tingkat keseriusan gejala. Ini berlaku pada semua jenis penyakit, seperti flu, demam, pilek, dan sakit kepala hingga penyakit jantung dan skoliosis. Ketika mengobati dan menekan gejala penyakit, Ibu memberitahukan tubuh bahwa Ibu ingin mengabaikan sinyal yang diberikannya bahwa ada yang tidak beres dan perlu diperhatikan. Jika Ibu menerapkan pendekatan "cepat sembuh" dan "mematikan si pembawa pesan", kecil kemungkinannya Ibu mengatasi masalah seluruhnya.

Pandangan sebagian besar orang menyangkut kesehatan bersifat satu-dimensi. Mereka melihat gejala dan kemudian melihat cara dan sarana yang dapat dipakai untuk menekan gejala tersebut. Ini merupakan pendekatan biologis belaka untuk segala hal.

Padahal, yang dibutuhkan adalah pendekatan yang lebih menyeluruh, yakni praktisi benar-benar memahami pasien. Ini berarti memahami ketidakseimbangan mendasar yang terjadi pada tubuh dan berupaya menghilangkannya secara tuntas. Buku ini disusun untuk melakukan hal itu bagi Ibu, untuk membantu wanita pengidap skoliosis terus maju menjalani masa kehamilan dalam keadaan sehat tanpa obat-obatan atau tanpa opsi pembedahan sebelum hamil.

BAB 7

MEMPERSIAPKAN KESEHATAN KEHAMILAN

Dengan atau tanpa skoliosis, mempersiapkan kehamilan adalah tugas yang menuntut tanggung jawab besar. Ibu sedang memutuskan untuk membawa kehidupan baru ke dunia ini dan merupakan tanggung jawab Ibu untuk berupaya semampu Ibu agar sang bayi sehat. Selain itu, Ibu sendiri berkewajiban mengambil tindakan tertentu agar kehamilan Ibu aman dan sedapat mungkin bebas masalah.

Adalah penting untuk merencanakan kehamilan sebaik-baiknya. Bertindak seperti itu akan menjamin bahwa seluruh sembilan bulan dan sesudahnya akan sukses. Membuat rencana juga penting karena sejumlah besar organ bayi mulai terbentuk dalam beberapa minggu pertama. Artinya, bayi Ibu akan mulai bertumbuh, bahkan sebelum Ibu sadar kalau ternyata Ibu hamil. Jika kehamilan direncanakan, kemungkinan besar Ibu akan menjalani masa hamil dengan lebih mudah dan mengurangi komplikasi yang umumnya muncul selama tahap-tahap awal. Ibu juga akan mampu pulih lebih cepat setelah bersalin dan meminimalkan risiko kesehatan bayi, termasuk skoliosis.

Sembilan puluh persen pasangan bersusah payah kurang lebih 12 bulan untuk menjadi hamil. Karena itu, penting bagi Ibu untuk menghentikan semua kebiasaan buruk dan menyiapkan diri menyambut kedatangan manusia baru ke dalam dunia ini. Sementara itu, jika butuh waktu lebih lama untuk mengandung, jangan dengarkan berbagai mitos seputar kehamilan dan skoliosis. Menjadi hamil bukan semacam tombol yang dapat ditekan *on* atau *off*; tidak ada pil ajaib yang dapat ditelan untuk membantu Ibu menjadi hamil. Prosesnya kemungkinan besar akan berjalan sesuai perkembangan dan waktunya sendiri, dan yang terbaik bagi Ibu ialah menggunakan prinsip perhitungan tanggal ovulasi yang sudah dikenal alih-alih berpaling pada tindakan bedah atau minum pil.

Sebagian besar pil yang diminum mungkin hanya akan menambah kadar zat kimia di dalam tubuh yang menyebabkan masalah kelak. Prosedur bedah bukan hanya mahal, melainkan juga dapat melemahkan tubuh dan membuat Ibu tak mampu menangani kehamilan secara efisien. Selain itu, tidak ada prosedur yang dapat menjamin bahwa Ibu akan hamil – entah dengan, atau tanpa skoliosis.

Sebelum mulai memahami apa yang harus diupayakan untuk meningkatkan peluang hamil, Ibu perlu mengetahui bagaimana cara kerjanya masa subur. Katie Singer, yang masih mengajarkan *Fertility Awareness* sejak 1997, telah menghasilkan berbagai langkah untuk diikuti guna meningkatkan peluang hamil. Bahkan menurutnya, jika dilakukan dengan tepat, metode pembaganan temperatur akan seefektif terapi hormon, dan tanpa efek samping apa pun.

Adalah penting untuk memahami tentang kesuburan sebelum berupaya menggunakan berbagai metode untuk meningkatkan kesuburan. Tubuh wanita melewati siklus dingin dan panas bagaikan Bumi. Tingkat kekeringan dan kelembaban menentukan tingkat kesuburan wanita. Jika Ibu merasa WOW ketika membaca bagian ini, Ibu baru saja menemukan hubungan antara kesuburan tanah dan kesuburan wanita. Jika mengetahui cara kerja tubuh, mungkin saat-saat paling subur dapat diketahui. Mengamati suhu badan, cairan leher rahim, dan perubahan pada leher rahim dapat membantu memperkirakan situasi Ibu.

Mungkin mengejutkan saat mengetahui bahwa jumlah total sel telur yang dapat dihasilkan wanita ditentukan ketika janin berusia empat bulan. Di dalam ovarium, terdapat sejumlah besar folikel, tempat penampungan sel telur yang belum matang. Pada awal periode menstruasi, sekitar satu lusin folikel ini melepas hormon estrogen, yang menyebabkan peningkatan besar dalam hal seksual, persiapan rahim, dan bukaan leher rahim. Suhu tubuh juga menurun pada tahap ini. Karena itu, tanda-tanda ovulasi meliputi penurunan suhu, sementara fluktuasi cairan vagina merupakan tanda masa subur.

Penting juga diketahui bahwa proses pematangan sel telur berlangsung di sisi luar tube falopi, selama sekitar satu atau dua hari. Terjadi atau tidaknya pembuahan pada sel telur tergantung pada apakah terjadi hubungan intim atau tidak, atau apakah cairan leher rahim mampu menjaga sperma tetap hidup. Sesudah itu, folikel mulai menghasilkan progesteron yang mengeringkan cairan leher rahim dan menaikkan suhu tubuh. Leher rahim juga menutup pada tahap ini dan suatu lapisan dinding rahim baru mulai dipersiapkan jika tidak terjadi pembuahan.

Salah satu alasan paling lazim tertundanya kehamilan adalah kadar kandungan lemak tubuh. Kadar lemak tubuh dapat memengaruhi tingkat kemudahan mengandung. Kadar lemak tubuh harus dalam kisaran tertentu: terlalu banyak atau terlalu sedikit dapat menyebabkan gangguan kesuburan. Dalam beberapa kasus, sebenarnya dapat menyebabkan terhentinya sistem reproduksi sepenuhnya dan mengakibatkan masalah kemandulan. Data klinis kesuburan menunjukkan bahwa sekitar 12 persen dari kasus kemandulan dapat diatasi semata-mata dengan mengelola berat badan dan mencapai lemak tubuh pada level optimal demi kesehatan kehamilan.

Banyaknya lemak dalam sistem tubuh memengaruhi apakah Ibu mudah mengandung atau tidak karena tubuh memerlukan estrogen, jenis hormon yang sangat penting untuk proses reproduksi. Hormon ini disimpan dalam jaringan lemak di dalam tubuh. Kekurangan kadar lemak berarti tubuh tidak memiliki kadar estrogen yang memadai dan kelebihan kadar lemak mengindikasikan bahwa tubuh menyimpan terlalu banyak estrogen, melampaui kebutuhan.

Ibu perlu mengelola masalah berat badan jika ingin hamil. Indeks Massa Tubuh (IMT) merupakan standar untuk menentukan apakah Ibu mengalami kelebihan atau kekurangan berat badan, atau memiliki keselarasan antara berat dan tinggi badan yang diperlukan untuk mengandung. IMT merupakan sarana yang dapat digunakan untuk menentukan status berat badan bagi mereka yang berumur di atas 20 tahun. Kategori IMT untuk wanita meliputi:

- Berat badan (BB) kurang — Di bawah 18,5

- BB Normal — 18,5 hingga 24,9

- BB Lebih — 25 hingga 29,9

- Obese — 30,0 ke atas

IMT mudah dihitung jika BB dan tinggi badan diketahui. Rumus untuk menghitung IMT adalah BB/Tinggi kuadrat. Rumus ini dapat digunakan jika BB dalam kilogram dan Tinggi dalam meter. Namun, Ibu perlu membuat beberapa penyesuaian jika menghitung IMT berdasarkan sistem Inggris yang menggunakan satuan pound dan inci.

Mengapa BB Bertambah

Ada wanita yang takut BB-nya bertambah. Penting disadari bahwa tidak seperti Simpanan Lemak Maternal, kenaikan BB normal selama hamil tidak disimpan. Tabel ini menunjukkan distribusi BB.

Uraian Berat Badan Ibu (angka berupa perkiraan)		
Bayi	7,5 lbs	3,4 kg
Plasenta	1,5 lbs	0,7 kg
Air ketuban	1.75 lbs	0,8 kg
Uterus	2.0 lbs	0,9 kg
Jaringan payudara	1,0 lb	0,40 kg
Pertambahan Volume Darah Ibu	2,75 lbs	1,25 kg
Cairan dalam Jaringan Maternal	3,0 lbs	1,35 kg
Simpanan Lemak Maternal	7,0 lbs	3,2 kg
Rerata Total	26,5 lbs	12,0 kg

Formula IMT Sistem Inggris

BB dalam pound/[(tinggi dalam inci) x (tinggi dalam inci)] x 703

Formula IMT Sistem Metrik

BB dalam kilogram / [(tinggi dalam meter) x (tinggi dalam meter)]

Setelah mengetahui Indeks Massa Tubuh, Ibu dapat melihat sendiri apakah berat badan Ibu tergolong kurang, lebih, atau obese. Jika tidak tergolong dalam segmen IMT normal dan mengalami masalah kesuburan, mungkin masalahnya terkait dengan berat badan.

Sangat lumrah bagi pengidap skoliosis cenderung mengalami kelebihan berat badan karena kurang olah raga. Bagi yang belum menangani kondisinya melalui konsultasi dengan kiropraktisi, ia akan merasakan berat badannya lambat-laun bertambah tanpa menyadari situasinya. Ada juga beberapa kasus kelebihan berat badan yang terjadi karena perasaan depresi akibat mengidap skoliosis.

Dengan demikian, ada orang yang sangat prihatin akan kondisi mereka dan secara sadar mengurangi asupan makanan. Dalam kasus seperti itu, lumrah bila mereka tergolong dalam kategori BB kurang.

Namun, jika segmen Ibu telah didiketahui, Ibu dapat pula menambah atau menurunkan BB sehingga mencapai berat optimum. Jumlah lemak yang tepat di dalam tubuh juga penting karena banyak zat gizi yang dibutuhkan selama masa hamil disimpan dalam sel lemak.

Tiada alasan untuk terlalu mencemaskan jenis makanan guna menghindari kenaikan BB. Rileks dan santai, lalu mulailah mengonsumsi makanan sehat yang akan membantu meningkatkan lemak baik dalam sistem tubuh. Pantau diri sendiri secara teratur supaya tidak melampaui target.

Jika kelebihan BB atau kegemukan, Ibu mungkin akan memiliki kadar estrogen tinggi. Tingginya kadar hormon ini bertindak sebagai pengontrol kelahiran alami karena wanita hamil dengan kelebihan BB cenderung berpeluang lebih tinggi mengalami keguguran.

Catatan khusus pun perlu disebutkan di sini mengenai BB pasangan. Pria yang kekurangan atau kelebihan BB juga cenderung memiliki bilangan sperma lebih rendah. Ibu perlu memastikan bahwa suami tidak kekurangan atau kelebihan BB agar Ibu bisa hamil.

Banyak pengidap skoliosis merasa bahwa mereka seharusnya menjalani pembedahan skoliosis sebelum mulai merencanakan kehamilan. Walaupun prosedur bedah mungkin memengaruhi beberapa gejala skoliosis dan melenyapkannya, hampir tak mungkin skoliosis dapat sembuh selamanya.

Dan jika Ibu memutuskan untuk menjalani pembedahan koreksi, Ibu perlu menunggu sedikitnya enam bulan hingga satu tahun sebelum mencoba memiliki bayi.

Cleveland Clinic Journal of Medicine pernah menyatakan bahwa kontrasepsi oral merupakan metode yang berguna karena keteraturan menstruasi dapat tercapai terutama pada wanita yang mengalami Sindrom Ovarium Polisistik (PCOS). Faktanya, kontrasepsi oral menekan berbagai fungsi yang merupakan bagian dari proses alami pematangan folikel dan sel telur, emisi estrogen, dan sebagainya. Bagian yang menyedihkan yakni perdarahan yang terjadi ketika Ibu menggunakan pil merupakan sejenis 'perdarahan sarak' dan tidak membukanya saluran uterus sebagaimana dalam kasus wanita sehat.

Tentu saja, ada dokter yang meresepkan kontrasepsi oral sebagai metode pengendali kelahiran walaupun mengetahui dampaknya pada tubuh. Semua kekejaman ini bahkan menjadi semakin aneh ketika Ibu memikirkan berbagai obat-obatan untuk meningkatkan kesuburan. Obat penambah kesuburan merangsang ovarium dan sejumlah besar folikel matang dibanding fisiologi tubuh normal. Artinya, kadar estrogen yang diproduksi berjumlah sekitar empat kali lebih banyak daripada yang diperoleh secara teratur atau sebelum minum obat.

Ekses hormon ini sangat berbahaya bagi wanita dan anak yang lahir dengan cara seperti itu. Ada efek samping dan kontraindikasi yang dicantumkan pada obat semacam itu, tetapi hurufnya sangat kecil sehingga dibutuhkan kaca pembesar untuk membacanya. Selipan kemasan dalam sejumlah obat-obatan kesuburan itu diberikan kepada konsumen hanya jika konsumen memintanya secara khusus. Alasannya sederhana, yaitu perusahaan farmasi tersebut berharap untuk diyatakan legal bahwa jumlah maksimum siklus penggunaan obat dibatasi hingga tiga atau empat kali. Jelas, produsen tidak menginginkan hal ini diketahui konsumen. Ada wanita yang telah memakai obat kesuburan selama lebih dari 12 siklus tanpa sadar akan bahayanya terhadap diri mereka.

Namun demikian, kesuburan dapat ditingkatkan melalui berbagai cara alami. Jika menurut Ibu, konsepsi memerlukan lebih banyak waktu karena kondisi skoliosis Ibu, Ibu dapat menggunakan beberapa metode holistis terkenal yang telah membantu orang lain bisa hamil. Metode ini tidak menggunakan obat-obatan, zat kimia, atau jenis metode invasif yang dapat membahayakan tubuh.

Mungkin Ibu akan sulit hamil jika terlalu mencemaskan skoliosis dan jenis kehamilan yang akan dialami. Kecemasan berhubungan erat dengan masalah kemandulan dan konsepsi. Terlalu banyak stres dan cemas dapat menggantikan zat kimia dalam tubuh. Depresi dapat juga mengganggu keselarasan kimiawi dalam sistem dan mencegah konsepsi.

Berikut ini adalah kontrol yang sudah tersedia secara alami. Bila Ibu cemas berlebihan tentang sesuatu atau terjerumus dalam depresi, Ibu jelas tidak layak merawat seorang manusia baru di dunia. Alam berupaya menghindari situasi supaya seseorang yang tidak layak merawat bayi harus mengandung.

Ketika Ibu berjuang untuk hamil, singkirkan kecemasan. Bacalah buku ini dari awal hingga akhir dan jauhkan ketakutan tentang menjalani seluruh masa kehamilan disertai skoliosis. Kunjungi ginekolog dan kiropraktisi lalu ajukan semua pertanyaan yang mungkin timbul dalam benak. RILEKS dan jalani saja! Semakin dipikir, semakin sulit hamil. Jika sedang memakai obat anti cemas atau antidepresan, segeralah berhenti. Walaupun ada dokter yang akan mengatakan wajar jika minum obat ini ketika berupaya hamil, ingatlah bahwa bayi Ibu sudah mulai berkembang, bahkan sebelum Ibu dapat mendeteksi bahwa ternyata Ibu sedang hamil. Risiko obat seperti benzodiazepin meliputi cacat lahir, simtom perinatal, gangguan perilaku, hipotermia, melemahnya tonus otot, dan sebagainya. Metoda yang digunakan untuk mengurangi kecemasan atau depresi harus sepenuhnya natural.

Ibu dapat menggunakan teknik meditasi untuk menenangkan diri. Selain itu, pastikan bahwa Ibu berada di antara orang-orang positif yang tidak menambah tingkat kecemasan, yakni membicarakan kejadian kontroversial dan negatif. Jika berada di tengah banyak orang, tetaplah tenang. Bergabunglah dengan forum wanita hamil pengidap skoliosis sehingga Ibu dapat berbagi rasa bersama mereka.

Sekiranya sempat menemui wanita yang mengalami proses kehamilan tanpa masalah, Ibu akan semakin percaya diri, merasa jauh lebih baik dan lebih rileks tentang keseluruhan proses konsepsi dan kehamilan.

Sekalipun butuh waktu lebih lama daripada yang diharapkan untuk mengandung, jangan biarkan keraguan merasuki benak. Tetap rileks, hitung hari dan coba terus! Ibu perlu mencoba sedikitnya 12 bulan sebelum mulai mengambil langkah-langkah aktif menyangkut konsepsi jika berat badan Ibu normal. Ingat, skoliosis tidak dapat berbuat apa-apa terhadap cepat atau lambatnya konsepsi.

Kalau Ibu menyadari bahwa posisi hubungan intim hanya soal perubahan, kesenangan, dan tetap menjaga daya tarik antar pasangan, mungkin Ibu akan mendapat kejutan. Ada beberapa posisi yang tidak cocok untuk mengandung. Misalnya, posisi wanita di atas akan menuntut sperma bergerak melawan gaya berat menuju sel telur. Ini jelas bukan posisi hubungan intim terbaik kala sedang berusaha untuk hamil. Posisi *missionary*, yakni berhadapan dan pria di atas, adalah posisi terbaik untuk mengandung. Penting pula bahwa Ibu tetap telentang setelah hubungan intim untuk memberikan kesempatan kepada sperma bergerak menuju sel telur. Jangan tergesa-gesa bangun dan membersihkan diri. Bahkan, sebaiknya sangga pinggul Ibu dengan bantal untuk membantu perjalanan sperma menuju sel telur.

Ada aspek sangat mendasar lainnya yang mungkin ingin diketahui agar dapat mengandung. Aspek ini berlandaskan observasi bertahun-tahun. Kadar viskositas lendir leher rahim menentukan laju perjalanan sperma menuju sel telur. Semakin encer lendir leher rahim, semakin mudah sperma bergerak di melewatinya.

Beberapa herbal yang diketahui membantu meningkatkan lendir leher rahim dapat digunakan, antara lain ashwagandha, shatavari, yashtimadhu, ashoka, dan kumari.

Cairan leher rahim dapat pula diperiksa dengan menggunakan kertas toilet setiap pagi. Kualitas cairan berubah berdasarkan siklus datang-bulan. Cairan ini berubah dari lengket seperti-lem hingga licin seperti susu dan berlendir seperti putih telur. Yang terakhir merupakan yang terbaik, paling subur, dan dapat membantu sperma bertahan lebih lama di dalam tubuh dengan menyediakan gizi yang diperlukan.

Sayuran berdaun hijau dan jus buah segar diketahui mengasup sistem reproduksi. Namun, walaupun sedang berikhtiar untuk hamil, tidak disarankan untuk melahap berlebihan. Mengurangi frekuensi sanggama dapat membantu pasangan menghasilkan sperma yang sehat dan ulet yang dapat bergerak terus menuju rahim sebelum menyerah!

Pastikan pasangan Ibu pun menjalankan tugasnya dengan baik dalam rangka menciptakan seorang bayi. Jika ia merokok, pastikan bahwa ia menghentikan kebiasaan itu dan tidak menggunakan obat-obatan ilegal. Mengenakan celana dalam longgar relatif lebih baik daripada mengenakan yang ketat; celana panjang longgar lebih baik daripada jeans ketat. Ini akan membuat testikel lebih sejuk walaupun jauh dari tubuh sehingga dapat menghasilkan lebih banyak sperma. Budaya Timur umumnya percaya bahwa pria juga perlu mengonsumsi makanan kaya gizi agar pasangannya hamil, dan anggapan tersebut benar adanya.

Daging hati, cabe merah, wortel, gandum, dan aprikot mengandung cukup vitamin A yang membantu meningkatkan jumlah sperma. Heidi Murkoff dalam buku populernya 'What to Expect When you are Expecting' menyebutkan tentang bagaimana kekurangan vitamin A terkait dengan keuletan sperma dan karena itu mengurangi kesuburan pria. Makanan lain yang dapat membantu meningkatkan kadar vitamin A secara alami meliputi daun selada, bayam, kentang manis, dan brokoli. Vitamin C juga memengaruhi kemampuan gerak spontan dan daya hidup sperma. Antioksidan yang terdapat dalam asparagus, buncis, tomat rebusan, dan strawberi dapat membantu meningkatkan bilangan sperma.

Laki-laki dapat memiliki kadar testosteron rendah karena kekurangan zat seng atau aluminium. Ini pun dapat mengurangi jumlah sperma. Folat kadar tinggi bukan hanya penting untuk wanita, melainkan juga untuk pria karena jika rendah kadarnya, dapat terjadi sejumlah besar kelainan kromosom.

Hendaknya proses pembentukan bayi tidak dipandang sebagai tugas. Proses ini perlu dinikmati bersama suami, terlepas dari rupa-rupa perhitungan dan rencana. Maka, berdandanlah untuk sang suami dan lakukan sesuatu yang istimewa karena wanita yang menggembirakan pasangan terkenal lebih baik sebagai penerima sperma.

Usahakan untuk melakukannya dalam gelap guna mengurangi produksi melanin, hormon yang dapat mengendalikan hormon reproduksi lainnya. Ini kadang dapat memengaruhi siklus haid dan membantu menjadikan Ibu hamil.

Sebagaimana pikiran, tubuh pun perlu dipersiapkan bagi sang bayi. Artinya, Ibu perlu mempersiapkan badan yang sehat untuk menerima sang bayi. Walaupun ada hal yang perlu dihindari, ada juga yang perlu disertakan dalam gaya hidup Ibu agar semakin siap. Sebagian besarnya berhubungan dengan makanan dan tingkat aktivitas setiap hari. Di bawah ini terdapat beberapa hal yang perlu dicantumkan dan dicoret dari menu dan aktivitas Ibu ketika sedang bersiap diri untuk hamil.

Hal yang perlu dicantumkan

1. Multivitamin — Sebaiknya, mulailah minum multivitamin ketika memutuskan untuk memulai kehamilan. Juga, penting bahwa vitamin ini diperoleh dari makanan alami dan sehat sehingga jumlah yang diserap tubuh maksimal. Saat tubuh mengenal makanan alami, tubuh mulai menyerap vitamin yang terdapat di dalamnya, jauh lebih efisien daripada makanan pil konsentrat. Vitamin dan suplemen konvensional merupakan isolasi kimiawi yang tidak sesehat dan semaslahat suplemen alami.

2. Folat — Asam folat diketahui memperbaiki perkembangan saraf janin.

3. Lemak — Tubuh membutuhkan kadar lemak relatif lebih banyak untuk mempersiapkan kehamilan. Namun, penting juga jika Ibu tidak kelebihan berat badan. Produk susu kaya lemak diketahui

meningkatkan kesuburan. Disarankan agar Ibu menggunakan sedikit mentega untuk menambah cita rasa makanan alih-alih margarin atau minyak sayur. Opsi lain untuk lemak sehat ialah minyak zaitun dan minyak kelapa.

4. Protein — Jumlah protein yang adekuat dapat mempersiapkan tubuh untuk memasok kebutuhan protein Ibu dan janin pada saatnya. Pada tahap perkembangan ini, protein menjadi unsur gizi sangat penting yang perlu disediakan bagi janin. Ikan, kacang polong, dan telur merupakan sumber protein yang sangat bagus selama hamil.

5. Minyak Hati Ikan Kod — Minyak ini merupakan salah satu andalan masyarakat tradisional dan oriental. Folklore mengatakan bahwa minyak ikan telah digunakan ketika terjadi masalah kesuburan. Kajian terkini juga menunjukkan bahwa minyak hati ikan Kod membantu menambah cairan kesuburan, menjamin kehamilan yang lebih sehat, dan menghasilkan lebih banyak Air Susu Ibu (ASI).

6. Zat Seng— *Zinc* atau zat seng diketahui sangat baik untuk wanita pengidap skoliosis. Zat ini perlu juga ditingkatkan dalam makanan pasangan. Seng berperan penting terhadap kesuburan pria. Salah satu sumber terbaik seng adalah kerang-kerangan.

7. Cairan — Tambahkan banyak cairan, tetapi dari jenis yang tepat. Minumlah banyak air, sup, teh herbal, dan susu sehingga tubuh Ibu akan tetap bebas toksin dan bersih.

Hal-hal yang Perlu Dihindari

1. Kafein — Kafein berkaitan dengan endometriosis, yakni adanya endometrium yang menyebabkan nyeri sebelum dan saat haid. Pasangan Ibu pun harus berhenti mengonsumsi kafein agar spermanya sehat.

2. Alkohol — Walaupun seteguk-dua mungkin tidak mengganggu kemampuan Ibu untuk hamil, terbukti bahwa kadar alkohol moderat dapat menghalangi produksi estrogen. Suatu studi menunjukkan bahwa jika Ibu mengurangi konsumsi alkohol

hingga kurang dari lima kali per minggu peluang hamil dapat meningkat secara signifikan.

3. Nikotin — Jelas, dilarang merokok. Merokok diketahui merusak sel telur dan jika hamil dengan sel telur yang telah dirusak nikotin, anak Ibu mungkin lahir cacat. Jika Ibu seorang perokok, berhentilah sekarang. Bahkan, hindari perokok pasif selama sedikitnya tiga bulan sebelum berikhtiar untuk hamil.

4. Obat-obatan — Ini tidak mengacu pada obat ilegal jalanan (narkotika) yang sudah kita ketahui berbahaya bagi kesehatan, melainkan obat yang mungkin Ibu gunakan. Jika Ibu memakai sejenis obat untuk suatu masalah kesehatan, Ibu harus membahasnya dengan ginekolog dan memastikan obat tersebut aman bagi bayi yang akan dikandung.

Setelah melakukan semua saran ini, tetapi belum juga hamil, ada beberapa langkah spesifik yang dapat diambil supaya sperma dapat mencapai dan membuahi sel telur. Ini mungkin membuat Ibu merasa seperti menjadi orang yang penuh perhitungan, tetapi memang perlu mengambil tindakan spesifik untuk hamil. Ada beberapa tanda yang akan menunjukkan bahwa ovulasi hampir atau sudah terjadi sehingga kapan saatnya melakukan hubungan intim dapat diketahui.

Ibu dapat menggunakan termometer spesial untuk mengukur suhu basal tubuh. Termometer spesial ini dapat membantu Ibu memantau perubahan kecil suhu tubuh. Catatlah suhu tubuh harian dalam buku harian. Suhu tubuh Ibu mungkin lebih rendah daripada suhu normal dalam beberapa hari menjelang ovulasi. Begitu ovulasi terjadi, suhu tubuh akan mulai meningkat dan tetap tinggi selama beberapa waktu sebelum turun lagi menjelang siklus berikut. Pastikan suhu diukur pada waktu yang sama setiap hari guna menghindari variasi suhu harian.

Ibu pun dapat memantau cairan leher rahim untuk mengetahui kapan sel telur dilepas dengan menyeka area vagina menggunakan tisu untuk memeriksa cairan leher rahim. Menjelang ovulasi, cairan ini akan lebih menyerupai susu dan berwarna krem serta licin seperti putih telur. Inilah saatnya sel telur dilepas untuk dibuahi.

Beringsutlah ke tempat tidur bila Ibu melihat tanda-tanda terjadinya ovulasi ini. Inilah hari terbaik untuk mengandung. Ketika mulai melakukan semua ini agar dapat mengandung, hendaknya ikuti pola makan tersebut di atas, jaga berat badan tetap normal, dan berolahraga secukupnya guna meningkatkan sirkulasi darah ke organ reproduksi. Memulai yoga pranatal secara rutin juga dapat membantu mempersiapkan tubuh bagi sang bayi. Yoga juga membuat rileks sehingga Ibu dapat menikmati proses menuju kehamilan alih-alih menganggapnya sebagai tugas.

Mendatangi klinik kesuburan atau dokter bukan hal pertama yang harus dilakukan jika belum hamil. Bahkan, perlu diingat bahwa sebagian besar wanita butuh waktu sekitar satu tahun untuk hamil dan karena itu datangi klinik konsultasi hanya setelah mencoba segala cara dan terus menjalankan praktik di atas selama paling kurang satu tahun. Ibu bisa hamil secara alami dan kondisi skoliosis bukan penghalang. Jangan cemas sekiranya butuh waktu cukup lama untuk mengandung.

Kalau harus mengunjungi dokter kesuburan, lakukan beberapa tes kesuburan dasar. Salah satunya adalah pengujian bilangan sperma suami. Mintalah tes non-invasif, sebelum tergesa-gesa mencoba segalanya.

Terakhir namun penting, pastikan bahwa Ibu siap secara mental dan finansial untuk sang bayi. Ibu harus siap untuk memberikan banyak waktu, kasih sayang, perhatian, dan kegembiraan. Inilah hal-hal mendasar yang perlu dipikirkan ketika hendak menghadirkan bayi ke dunia ini.

BAB 8

MENJADI IBU HAMIL: TRIMESTER PERTAMA

Menyadari kenyataan sedang hamil tentu merupakan suka cita besar. Akan ada banyak hal yang dinanti-nantikan. Antisipasi terhadap kedatangan kehidupan baru membuat seisi rumah penuh suka cita. Pastikan Ibu menikmati dan merasakan momen ini sepenuhnya.

Ada banyak tanda kehamilan yang perlu disadari sehingga Ibu dapat melakukan tes kehamilan di rumah atau di klinik agar yakin seratus persen. Tanda-tanda awal kehamilan sebagai berikut:

- *Amenore* — Tidak lagi datang bulan ketika siklus haid normal tiba merupakan tanda yang paling lazim. Kadang, siklus haid bisa tertunda karena terlalu banyak bepergian, kelelahan, gangguan hormon, penurunan berat badan drastis, atau penggunaan pil.

- *Morning sickness* — Mual hamil yang disertai atau tidak disertai muntah. Walaupun disebut *morning sickness* alias "mual pagi", sebenarnya mual ini dapat terjadi kapan pun. Wanita bisa mengalami mual hamil setiap waktu, antara dua hingga delapan minggu setelah hamil. Mual dapat terjadi karena entah keracunan makanan, stres emosional, atau kesakitan lainnya.

- *Sering buang air kecil* — Gejala ini mungkin mulai pada awal minggu kedua hingga ketiga setelah hamil. Selain itu, sering ke kamar kecil juga dapat terjadi karena diabetes, stres, atau infeksi saluran uriner.

- *Payudara nyeri atau membengkak* — Payudara mulai berubah sesaat setelah terjadi konsepsi.

Beberapa tanda kehamilan lain yang dapat dilihat dalam trimester pertama antara lain menggelapnya areola atau area gelap di sekitar puting susu, garis biru dan pink di bawah kulit payudara, dan ngidam.

Umumnya, wanita dapat mengkonfirmasi kehamilannya dengan kit tes urin di rumah yang menyajikan hasil dan penjelasan yang mudah dipahami. Kit ini mendeteksi hormon hCG (*human chorionic gonadotropin*) dalam urin. Hasil tes di rumah umumnya akurat, tetapi jika hasilnya tidak positif, sebaiknya datangi lab dan jalani tes kehamilan untuk konfirmasi. Satu-satunya kelemahan tes urin di rumah ialah menunjukkan hasil negatif padahal sebenarnya positif sehingga kunjungan pertama Ibu ke dokter malah tertunda.

Di sisi lain, pemeriksaan medis mengiyakan kehamilan tanpa keraguan. Pemeriksaan ini akan mencakup pemeriksaan rahim, yang sangat mungkin membesar, atau pemeriksaan leher rahim yang menjadi lembut dan memiliki tekstur berbeda.

Dengan kehamilan, muncul tanggung jawab besar. Ibu merasa perlu melakukan segala hal yang benar agar tidak membahayakan janin dengan cara apa pun. Selain itu, tubuh Ibu pun mengalami banyak perubahan. Bahkan, pada saat menyadari bahwa Ibu sedang hamil, sangat mungkin Ibu sudah hamil beberapa minggu sebelumnya.

Ada banyak hal khusus yang perlu dilakukan, tetapi sebelum mulai memahaminya, penting untuk memahami perubahan tubuh dan apa yang diharapkan dari berbagai janji temu dengan dokter.

Perawatan pranatal yang baik merupakan bagian sangat penting dalam kehamilan. Karena itu, pastikan Ibu memilih dokter secara tepat. Pilihlah dokter yang sangat dipercaya sehingga Ibu mudah membahas setiap aspek kehamilan dengannya. Selain itu, sampaikan juga kondisi skoliosis Ibu kepada ginekolog sehingga dia tahu akan apa yang dirawatnya. Bahkan, baik juga jika mengenalkan ginekolog Ibu dengan kiropraktisi atau dokter yang menangani skoliosis Ibu sehingga mereka dapat membandingkan catatan dan menentukan opsi terbaik untuk Ibu dalam hal gizi, olahraga, dan perawatan pranatal.

Walaupun tampaknya terlalu dini, Ibu harus membicarakan berbagai opsi persalinan sehingga bisa bersiap-siap. Pertimbangkan untuk memiliki ruang bersalin, kursi bersalin, air bersalin, dan rumah bersalin. Konsep mandi Leboyer juga perlu diperhatikan sehingga bayi baru lahir dapat dimandikan dalam air dengan suhu terkontrol dan tidak kasar. Lampu di dalam ruang persalinan dapat disetel sehingga mudah menggantikan keadaan gelap rahim dengan terang dunia. Menepuk bokong orok tidak dianjurkan dalam jenis asuhan Leboyer. Tali pusat belum dipotong sebelum bayi dan ibunya saling mengenal untuk pertama kali.

Screening

Karena sedang hamil, penting untuk mempertimbangkan riwayat kesehatan Ibu yang mencakup, kehamilan atau aborsi sebelumnya, kesehatan umum, makanan, tingkat kebugaran, dan riwayat multi-operasi sesar. Ibu pun harus memeriksa apakah rhesus darah anak sama atau berbeda dengan Ibu. Beda rhesus dapat menyebabkan masalah selama proses persalinan sehingga perlu diperhatikan. Jika Ibu memiliki riwayat fibroid, endometriosis, atau kelainan leher rahim, Ibu membutuhkan perawatan tetap dari ginekolog.

Pemeriksaan sindrom Down dilakukan pada trimester pertama kehamilan dan mencakup ultrasonografi untuk mencek kelebihan cairan di tengkuk janin. Tes darah juga dilakukan untuk memeriksa kadar plasma protein A dan hCG. Pemeriksaan ini dilakukan antara minggu ke 10 dan 14 kehamilan. Tes screening lainnya yang dapat dipertimbangkan antara lain CVS (*Chorionic Villus Sampling*) untuk mendeteksi lebih dari 3.800 gangguan terkait gugus gen. Namun, tes ini membutuhkan sampel sel plasenta yang diambil via vagina.

Perubahan Tubuh

Trimester pertama merupakan periode ketika Ibu mulai menghadapi kenyataan hamil. Walaupun mungkin belum begitu jelas, Ibu masih akan mengalami gejala tertentu. Beberapa hal yang terasa secara fisik, antara lain: kelelahan, sulit tidur, sering buang air kecil, mual, muntah, nyeri ulu hati (heartburn), gangguan pencernaan, ngidam sekaligus muak, dan perubahan payudara. Secara emosional, Ibu mungkin relatif tidak stabil dengan suasana hati berubah-ubah dan lekas marah.

Saat memasuki bulan kedua, jarum timbangan akan menunjukkan bahwa Ibu bertambah berat. Selain itu, sering buang air kecil, mual, muak sekaligus ngidam makanan tertentu, dan perasaan lesu akan berlanjut. Ibu mulai mengalami bercak keputihan dan sedikit sakit kepala. Ada pula wanita yang mengalami rasa lemah dan pusing. Kalau merasa lemah, sebaiknya tidak bangun mendadak dari posisi duduk. Mungkin pula pakaian Ibu kian sesak di sekitar perut.

Gejala pada bulan ketiga pun mirip, tetapi selera makan muncul kembali dan Ibu makan lebih banyak. Ini juga saatnya Ibu berangsur-angsur menerima kenyataan hamil plus perubahan tubuh. Juga, Ibu mungkin merasakan ketenangan dan keheningan tiba-tiba.

Lebih Nyaman di Tempat Kerja

Jikalau Ibu seorang wanita karir, Ibu perlu merasa nyaman di tempat kerja. Pastikan makan makanan seimbang tiga kali sehari. Sarapan seyogianya dilakukan dengan rileks dan ceria. Ungkapan bahwa sarapan merupakan makanan paling penting menjadi kian penting dan signifikan selama kehamilan. Simpan camilan sehat di tempat kerja sehingga tidak kelaparan saat bekerja berlarut-larut.

Meski sering buang air kecil, minumlah sedikitnya 1,9 liter air setiap hari. Jika merasa repot harus bolak-balik ke dispenser, siapkan sendiri wadah air yang juga dapat dibawa ke tempat rapat.

Kini, pakaian hamil tersedia di mana-mana. Jadi, begitu merasa celana atau baju mulai sesak, belilah pakaian ibu hamil dan pastikan tidak mengenakan pakaian ketat untuk bekerja. Hal yang tidak tepat dilakukan ialah merasa tidak nyaman sepanjang hari.

Jangan duduk atau berdiri terlalu lama. Bahkan, akan semakin penting seiring perkembangan kehamilan sehingga perlu diperhatikan. Andaikata pekerjaan mengharuskan Ibu berdiri lama, mungkin Ibu perlu membeli alat untuk menaruh satu kaki guna mengurangi tekanan pada punggung. Kalau bekerja di balik meja, sering-seringlah istirahat untuk mengisi botol air atau ke kamar kecil untuk mengurangi tekanan. Duduklah pada kursi yang nyaman ketika bekerja. Andai tidak tersedia kursi seperti itu, bicarakan dengan atasan dan tanyakan apakah boleh memakai kursi yang didesain secara ergonomis untuk mengurangi tekanan di punggung bawah. Walaupun ini bermanfaat untuk semua ibu hamil, lebih penting lagi bagi Ibu pengidap skoliosis. Gunakan waktu untuk menata area kerja Ibu menjadi nyaman.

Hindari mengangkat barang berat dan jauhi kawasan asap rokok. Bawalah sikat gigi ke tempat kerja untuk membersihkan gigi setelah makan, juga permen dan manisan yang dapat mengurangi rasa mual, sekiranya mual.

Manfaatkan kesempatan cuti dan istirahatlah barang sehari agar rileks. Bawalah *headphone* ke tempat kerja dan dengarkan musik penenang saat tidak melakukan pekerjaan yang menuntut perhatian penuh. Mendengarkan musik juga sangat menenangkan dan bagus untuk bayi.

Dengarkan tubuh Ibu baik-baik. Kalau merasa lelah pada hari tertentu, mintalah izin pulang lebih awal dan tawarkan untuk mengerjakan tugas atau memeriksa surat-surat Ibu dari rumah jika mampu dan kuat.

Keguguran

Banyak orang menganggap kehamilan adalah urusan privat dan tidak memberitahukan kepada orang lain hingga mereka telah melewati masa sulit tiga bulan pertama. Selama tiga bulan ini, muncul peluang tertinggi terjadinya keguguran. Ada macam-macam faktor yang dapat menyebabkan keguguran dan ada banyak faktor penyebab khusus yang perlu dipelajari. Lebih-lebih, mitos yang berkaitan dengan keguguran. Ibu boleh yakin bahwa keguguran sama sekali TIDAK disebabkan oleh masalah yang pernah dialami berkenaan dengan IUD, riwayat aborsi berulang, stres mental sementara, kondisi skeletal seperti skoliosis, terjatuh atau cedera ringan, hubungan intim, atau aktivitas fisik.

Faktor yang benar-benar kita ketahui dan dapat meningkatkan peluang keguguran, antara lain gizi buruk, merokok, kekurangan hormon, infeksi bakteri, penyakit jantung bawaan, gangguan ginjal, diabetes dan infeksi tiroid. Ibu perlu menyadari berbagai aspek ini sehingga dapat mengambil tindakan ekstra. Namun, jangan cemaskan keram sementara, atau sakit, atau sedikit bercak.

Beberapa kemungkinan tanda-tanda keguguran meliputi keram serius pada area pusat abdomen bawah atau perdarahan. Tanda yang perlu diperhatikan ialah ketika nyeri terus berlangsung lama, misalnya sehari penuh. Bercak ringan selama tiga hari terus-menerus atau perdarahan berat sebaiknya segera diberitahukan kepada ginekolog.

Menangani Stres

Jangan cemaskan kehamilan atau apa pun yang mengganggu ketenangan pikiran sebab dapat menyebabkan sulit tidur, depresi, atau cemas, yang tak satu pun baik untuk kesehatan Ibu dan janin. Stres juga membuat Ibu acuh tak acuh terhadap kehamilan dan akibatnya hilang nafsu makan atau mengidamkan makanan yang bukan-bukan.

Kalau terganggu oleh sesuatu, sebaiknya dibicarakan. Pastikan tetap berkomunikasi dengan suami tentang apa yang sedang dialami, terlebih jika suami tidak membaca perubahan yang sedang terjadi dalam tubuh Ibu. Ia perlu memahami tingkat komplikasi dan perubahan yang sedang Ibu alami sehingga ia dapat menyesuaikan diri dan berperan aktif. Selain itu, bisa juga Ibu ceritakan situasi atau keprihatinan Ibu kepada keluarga, teman, ginekolog, atau seseorang yang dapat dipercaya.

Duduk santai dan pikirkan alasan mengapa Ibu stres. Sebagian besar perjuangan melawan stres dapat dimenangkan jika Ibu sanggup mengenal penyebabnya. Artinya, Ibu akan mampu melakukan sesuatu untuk mengatasi penyebabnya. Bila perlu, tidur dan manfaatkan teknik relaksasi agar tetap tenang. Jika merasa bahwa suatu situasi menimbulkan banyak stres, hindari situasi tersebut secara permanen.

Nyeri Ulu Hati dan Indigesti

Dengan tekanan dari kurva spina pada berbagai bagian tubuh karena skoliosis dan perluasan rahim, maka nyeri ulu hati dan indigesti sering terjadi. Tetapi, perlu disadari bahwa meski Ibu tengah bergelut dengan nyeri ulu hati dan indigesti, janin sebetulnya tidak menyadari trauma yang sedang dihadapi ini. Pastikan untuk tidak membiarkan situasi ini memengaruhi konsumsi makanan bergizi selama periode ini.

Salah satu alasan utama mengalami nyeri ulu hati ialah kecenderungan bahwa semua kita boleh makan berlebihan ketika hamil. Di samping itu, ada juga kondisi medis spesifik yang dapat menyebabkan nyeri ulu hati. Sejak awal kehamilan, tingginya kadar progesteron dan relaksin yang dihasilkan oleh tubuh cenderung mengendurkan otot lurus dalam saluran gastrointestinal yang memungkinkan makanan bergerak naik ke esofagus dan menyebabkan nyeri ulu hati dan mual.

Andaikan Ibu mendambakan keajaiban yang benar-benar dapat meringankan nyeri ulu hati, harus diketahui bahwa tidak mungkin hamil tanpa nyeri ulu hati. Tetapi, dengan melambatnya proses pencernaan yang ditimbulkan, justru saluran usus lebih efisien menyerap sejumlah besar zat gizi dari asupan.

Namun, ini tidak berarti Ibu tidak dapat melakukan apa pun untuk mengurangi gejala nyeri ulu hati atau berupaya mencegahnya agar tidak terlalu sering terjadi. Walaupun harus makan makanan sehat, usahakan agar berat badan tidak terlalu banyak bertambah. Berat badan berlebihan menimbulkan lebih banyak tekanan pada lambung dan karena itu dapat menjadikannya lebih rentan terhadap nyeri ulu hati.

Pastikan bahwa pertambahan berat badan per trimester ada dalam kisaran wajar. Sekitar 11 hingga 15 kg dari waktu konsepsi hingga hari persalinan sudah bagus. Sebaiknya, berat badan bertambah antara 0,5 dan 2 kg dalam trimester pertama, dan antara 0,5 dan 1 kg per minggu dalam trimester kedua dan ketiga. Makanlah sedikit-sedikit, tetapi lebih sering. Ini memungkinkan makanan sempat dicerna sebelum makan berikutnya. Hindari makan tergesa-gesa. Gunakan waktu untuk mengunyah dan menelan. Usahakan untuk mengenal jenis makanan penyebab nyeri ulu hati, lalu singkirkan dari menu.

Jangan kenakan pakaian yang ketat di bagian perut dan tetap tegak setelah beberapa jam. Ganjal badan dengan bantal saat tidur. Ini pun akan membantu ketika Ibu memasuki trimester lainnya. Jika nyeri sulit ditahan, carilah relaksan alami untuk saluran gastrointestinal.

Sembelit

Masalah lain yang sangat lazim di kalangan wanita hamil selama trimester pertama adalah sembelit. Hormon penyebab kekenduran otot juga menyebabkan otot di abdomen bawah menjadi lemah dan mengakibatkan kesulitan buang air besar. Walaupun fenomena ini normal bagi wanita hamil, namun dapat diatasi.

Tambahkan banyak serat dalam makanan, termasuk sayur, buah, dan sereal segar, juga buah-buahan yang dikeringkan. Hindari makanan kaleng atau olahan. Jenis makanan ini bukan hanya tidak membantu menghilangkan sembelit, melainkan juga sangat tidak bergizi bagi Ibu pada tahap ini. Minum banyak cairan akan membantu melawan sembelit secara agresif. Sistem tubuh perlu dibilas dengan banyak cairan, dan jangan lupa, air sangat baik untuk kesehatan.

Jangan tahan buang air walaupun sedang sibuk. Pergilah ke kamar kecil jika harus. Awasi suplemen yang digunakan. Beberapa suplemen kalsium dan zat besi menimbulkan sembelit dan mungkin perlu dibahas dengan dokter jika suplemen inilah penyebab sembelit. Berolahraga secara teratur pun dapat menghilangkan masalah ini. Namun, mengingat kondisi skoliosis Ibu, sebaiknya ikuti tata cara latihan yang dijelaskan dalam bab berikut dalam buku ini sehingga latihan tersebut berguna dan tidak menimbulkan komplikasi.

Pertambahan Berat Badan

Pertambahan berat badan selama kehamilan sambil mengidap skoliosis mudah terjadi. Barangkali, olahraga bukan hal pertama yang terlintas dalam benak Ibu selama hamil, belum lagi semua persoalan yang sedang dialami. Dan ketika dihadapkan dengan masalah skoliosis, kenaikan berat badan bukan sesuatu yang diharapkan. Kelebihan berat badan mungkin akan menimbulkan masalah tambahan mengingat kondisi Ibu, dan karena itu sebaiknya dihindari sama sekali.

Namun, perlu diingat bahwa berat badan ekstra tidak dapat dihilangkan. Ibu pun tidak dapat mengatur pertambahan berat badan dalam trimester berikut karena janin memerlukan asupan nutrisi secara konstan untuk bertumbuh. Jadi, kalau berat Ibu bertambah dalam trimester pertama, Ibu masih belum bisa menurunkannya dalam trimester kedua mengingat asupan gizi yang diperlukan. Pastikan Ibu cermat soal porsi makan yang tepat dalam trimester berikutnya.

Pertambahan berat badan selama hamil sebaiknya optimal, yaitu di atas 9 kg. Namun, kelebihan berat dapat menyebabkan masalah pula. Idealnya, total pertambahan berat sebaiknya antara 9 hingga 15,5 kg dengan pertambahan per trimester sebagai berikut: sekitar 1,3 hingga 1,8 kg dalam trimester pertama, 5 hingga 6 kg dalam trimester kedua, dan 3,6 hingga 4,5 kg dalam trimester ketiga.

Perubahan Mingguan dalam Trimester Pertama

Perhitungan minggu-minggu kehamilan dimulai dari minggu keempat, sedangkan minggu pertama dihitung dari hari pertama haid terakhir. Dengan cara ini, tanggalnya lebih akurat. Di bawah ini terdapat sejumlah perubahan yang akan terlihat selama minggu-minggu trimester pertama.

☐ *Minggu 4* — Mual, muntah, pusing, sakit kepala, kembung, rasa kenyang, hilang nafsu makan, dan sering kencing akan terjadi. Ada yang mungkin mengalami bercak kecil karena implantasi. Bayi masih berupa embrio dan berukuran sekitar 0,10 cm, dan karena itu tidak mungkin menekan spina Ibu.

☐ *Minggu 5* — Mulai merasa lesu. Juga, akan terjadi perubahan hormon yang membuat Ibu lekas marah dan emosional. Payudara pun terasa lebih lembut. Tidur dengan BH sport dapat membantu. Umumnya, mual-hamil akan dimulai pada tahap ini, andaikan belum. Ibu juga mulai lebih sering ke kamar kecil.

☐ *Minggu 6* — Gejala yang ada sejauh ini akan semakin jelas karena tubuh bekerja keras mempersiapkan segalanya bagi janin. Ngidam terhadap makanan tertentu dan muak terhadap makanan lain mulai timbul. Pastikan Ibu mulai mengasup makanan sehat secukupnya meskipun sedang hilang selera makan. Panjang janin sekitar 0,5 cm, tetapi posisinya yang meringkuk menyulitkan pengukuran tertentu pada tahap ini.

☐ *Minggu 7* — Selain gejala awal di atas, Ibu pun akan mengalami sembelit, bercak vagina, dan kelebihan air liur. Merasa pusing atau melayang dan gangguan pencernaan juga lazim. Sementara itu, perut mulai membesar dan pakaian ketat sulit dipakai. Mulailah membeli pakaian ibu hamil agar lebih leluasa bergerak.

☐ *Minggu 8* — Rahim sebesar buah apel. Lemas, bengkak payudara, jerawat, dan lambat cerna akan berlanjut. Lambatnya pencernaan menyebabkan kembung, tetapi penyerapan makanan menjadi lebih baik sehingga Ibu dapat mengasimilasi sebagian besar asupan. Sebaiknya, makan sedikit, tetapi sering dan hindari makanan berlemak.

☐ *Minggu 9* — Hidung tersumbat dan nyeri ulu hati merupakan tambahan gejala baru yang akan dialami. Suasana hati Ibu kerap berubah-ubah dan mungkin tiba-tiba ibu menangis begitu saja. Ingatkan suami tentang perubahan kepribadian ini sehingga ia tidak terkejut.

☐ *Minggu 10* — Berbagai perubahan rona kulit dan wajah mungkin akan dimulai pada tahap ini. Akan terlihat bercak atau garis kecil kehitaman pada kulit, jerawat, dan pertambahan berat badan. Ibu perlu menjaga kebersihan rongga mulut karena radang gusi sering dikeluhkan banyak wanita pada tahap ini.

☐ *Minggu 11* — Saat ini, rahim akan mulai membesar hingga tepat di tepi atas tulang kemaluan. Artinya, perut Ibu yang cepat membesar akan terlihat jelas. Sebaiknya, Ibu menjaga postur yang baik sehingga tidak sering mengeluh nyeri punggung.

☐ *Minggu 12* — Dalam minggu terakhir trimester pertama ini wajah Ibu akan memancarkan rona cantik seorang ibu hamil. Peningkatan volume darah dan sekresi kelenjar minyak membuat Ibu lebih gemuk dengan kulit lebih halus. Mual-hamil pun mulai menghilang dalam minggu ini. Sekalipun Ibu akan bertambah berat, perasaan lesu berangsur lenyap.

BAB 9

BEBAN MENGANDUNG: TRIMESTER KEDUA

Datangnya trimester kedua membawa kelegaan bagi sebagian besar ibu hamil karena dipandang sebagai trimester paling mudah dari ketiga trimester. Namun, bagi ibu pengidap skoliosis tahap ini pun menghadirkan sejumlah tantangan. Walaupun Ibu merasa berbagai gejala pada trimester pertama berkurang, akan ada tantangan baru yang perlu dihadapi seiring pertumbuhan janin.

Saat ini, rahim Ibu sebesar buah melon kecil. Panjang janin sekitar 12 cm dengan berat hingga 57 gram. Badan janin bertumbuh lebih cepat daripada kepala dan karena itu proporsi bayi mulai mencerminkan proporsi manusia dalam trimester kedua. Saat Ibu mencapai akhir trimester kedua, panjang dan berat janin sebaiknya sekitar 30,5 cm dan 57 gram. Pada tahap ini, janin mulai bergerak dan menekan dinding rahim. Meskipun pita suara janin sudah berkembang, ia tidak berbicara di dalam rahim. Namun, cegukan janin lazim terjadi dan Ibu akan merasakan hal ini secara periodik.

Perubahan Tubuh

Gejala-gejala yang masih dialami selama tiga bulan terakhir tidak mungkin hilang seketika saat trimester kedua dimulai. Ibu masih akan merasa lesu dan lelah, dan sesekali sakit kepala. Indigesti pun akan berlanjut. Karena kian berat, Ibu mulai mengalami pembengkakan pergelangan kaki dan varises. Pada bulan kelima atau keenam, kram tungkai mungkin mulai terjadi.

Kesulitan bergerak akan bertambah karena bagian perut semakin besar. Punggung Ibu mulai terasa lebih sakit seiring perkembangan kehamilan. Disarankan supaya Ibu tidak menggunakan pemati rasa untuk menghilangkan nyeri yang mungkin lebih hebat karena kondisi skoliosis Ibu. Gunakan metode alternatif pereda nyeri dan terus jalankan latihan yang sudah terdaftar.

Bercak vagina mungkin pula terjadi. Bercak ini akan bertambah seiring perkembangan trimester kedua. Ini wajar dalam kehamilan sehingga tidak perlu dicemaskan. Pada akhir bulan keempat Ibu juga akan merasakan sejumlah gerakan janin. Merasakan janin bergerak dan merespon suara Ibu tentu merupakan sumber kegembiraan besar. Namun, Ibu pun akan sering tersentak karena ia menekan bagian-bagian peka tubuh Ibu.

Tergantung gerakan janin di dalam rahim, Ibu mungkin akan merasa sebagai gerakan menyentak, melonjak, atau menggeram, atau kadang seperti tonjokan pada perut Ibu.

Bekerja Hingga Hari Terakhir

Banyak wanita mengira bahwa yang terbaik adalah terus melakukan pekerjaan rumah tangga sampai hari terakhir kehamilan ketika mereka mendapat kesempatan menghabiskan waktu cuti bersalin bersama anak-anak. Tentu, Ibu dapat bekerja seperti itu, tetapi sebaiknya pikirkan dahulu beberapa hal sebelum memutuskan. Aspek terpenting dari keputusan ini ialah pesan atau tanda-tanda dari tubuh Ibu sendiri. Memang, tidak berbahaya bila terus bekerja hingga hari terakhir, bahkan meskipun pekerjaan Ibu tergolong berat. Ini karena wanita dengan jenis pekerjaan yang mengharuskannya berdiri lama juga sudah terbiasa dengan beban kerja dan gerakan fisik semacam itu. Bagaimanapun, dengarkan tubuh Ibu dan sekiranya merasa perlu beristirahat, mintalah cuti hamil beberapa hari sebelum akhir masa cuti.

Terlepas dari itu, sesak napas lazim terjadi di antara wanita hamil yang mencapai trimester kedua. Walaupun hormon membuat Ibu terus merasa terengah-engah, kondisi ini termasuk ringan dan tidak akan mengganggu kegiatan harian. Pada sisi lain, jika mengalami sesak napas serius dan kaki serta tangan mulai membiru, segeralah ke dokter.

Sulit Tidur

Dengan campur aduk perasaan gembira, tegang, dan cemas yang hadir bersama kehamilan, juga perut yang cepat membesar, mungkin Ibu akan mengalami sulit tidur. Meskipun malam-malam kurang tidur ini dapat membuat Ibu terbiasa untuk malam-malam tanpa tidur saat bayi sudah lahir, Ibu memerlukan banyak tidur berkualitas sehingga mendukung pertumbuhan janin secara memadai.

Menjalani latihan fisik secukupnya juga dapat membuat Ibu cukup lelah untuk tidur. Latihan yang baik tidak berarti berlatih sekuat tenaga sehingga merugikan tubuh, melainkan latihan yang dapat membuat Ibu cukup rileks dan mempersiapkan tubuh untuk persalinan. Beberapa latihan yang sangat baik ialah peregangan, yoga, dan latihan kegel.

Kendati merasa lelah, upayakan agar tidak tidur lelap di siang hari. Ini bukan berarti Ibu tidak perlu beristirahat dan berbaring sejenak di siang hari. Ibu dapat menonton televisi dalam posisi nyaman atau membaca buku kehamilan untuk mempersiapkan kelahiran anak Ibu.

Pastikan Ibu mengatur jadwal tidur teratur dan diawali dengan makan malam yang tidak tergesa-gesa. Jangan buru-buru menelan. Makan malam bersama keluarga memang bagus kalau dilakukan sambil duduk, tidak tergesa-gesa, dan rileks. Sebaiknya, Ibu tidak banyak makan sebelum tidur dan juga tidak langsung tidur setelah makan malam. Setelah makan, Ibu bisa mandi air hangat atau membaca bacaan ringan dan menggunakan aroma yang bisa membuat Ibu merasa lebih rileks.

Jaga suasana ruang tidur sebaik-baiknya. Pastikan tidak terdengar suara bising lingkungan sementara pendingin udara tidak terlalu dingin atau terlalu hangat. Biarkan lampu tetap padam dan pastikan tidak memikirkan yang bukan-bukan kecuali tidur. Membaca di tempat tidur atau menonton televisi sambil berbaring mungkin dapat membuat Ibu tidak bisa tidur. Menggunakan kasur yang nyaman juga sangat penting. Gunakan bantal lembut sebagai sandaran untuk menghindari nyeri ulu hati seandainya nyeri ini merupakan salah satu penyebab sulit tidur.

Minum banyak air memang baik, namun Ibu akan lebih sering terjaga untuk ke kamar kecil di malam hari. Usahakan untuk membatasi asupan cairan setelah jam 6 sore guna mengurangi kekerapan tersebut.

Jika terbiasa tidur tengkurap, kondisi hamil akan membuat Ibu sulit tidur. Situasi ini traumatis karena Ibu tidak akan pernah merasa betul-betul nyaman seperti biasanya. Bahkan, tidur telentang pun tidak dianjurkan karena akan banyak menekan punggung bawah yang menyebabkan nyeri punggung. Posisi terbaik untuk tidur adalah posisi samping. Ibu dapat menyilangkan kaki dan menaruh bantal di antara kaki agar lebih nyaman.

Sakit Punggung

Selain karena kondisi skoliosis, banyak perubahan yang terjadi pada tubuh dapat menyebabkan sakit punggung. Persendian pada area panggul yang umumnya sangat stabil mulai longgar guna mempersiapkan jalan lahir yang lebih terbuka bagi bayi. Selain itu, ukuran perut yang tidak biasa dapat menyebabkan banyak nyeri pada punggung bawah dan atas. Ketika hendak menegakkan bahu, terjadi kelebihan tekanan pada punggung bagian bawah.

Melakukan apa pun sebisa mungkin untuk mencegah nyeri ini merupakan opsi terbaik. Hal pertama yang perlu dipahami yaitu sakit punggung hebat bukan pilihan 'tidak apa-apa' sehingga diterima begitu saja. Sebaiknya

lakukan apa pun semampu Ibu untuk untuk mendapatkan berat badan yang tepat selama kehamilan. Jangan pula mengurangi berat badan dan asupan gizi yang perlu dikonsumsi. Tetapi memang, pertambahan berat badan melampaui berat ideal, bukanlah hal yang baik.

Pastikan untuk menjaga postur yang baik dan tidak bongkok ketika bekerja di depan komputer. Hati-hati ketika membungkuk dan jangan lupa menekuk lutut bila mengangkat barang dari lantai. Gerakan tiba-tiba perlu dihindari setiap waktu, dan ketika mengangkat beban berikan tumpuan tenaga pada tangan, bukan punggung. Usahakan agar selalu duduk nyaman pada kursi yang menopang punggung bawah dengan baik. Sering berdiri karena duduk dalam satu posisi yang cukup lama dapat juga menyebabkan punggung semakin sakit.

Memakai tumit tinggi tidak bagus ketika hamil. Simpan sepatu tumit tinggi, bahkan tumit sedang di dalam lemari, dan pastikan mereka tetap di sana untuk sementara sampai berat badan prahamil diperoleh kembali. Jika menghadapi masalah berat badan, tanyakan pada dokter apakah boleh memakai bidai atau sling pendukung kehamilan.

Sakit punggung bisa reda dengan menggunakan kompres dingin dan panas secara bergantian. Gunakan pak es selama sekitar 15 menit dan disusul dengan handuk panas selama 15 menit. Mengunjungi kiropraktisi atau tukang urut akan membantu meredakan nyeri.

Plasenta Turun

Agar tersedia ruang tumbuh bagi janin, plasenta juga bergerak dalam perut Ibu. Diperkirakan sekitar 20 hingga 30 persen wanita memiliki plasenta di bagian bawah abdomen dalam trimester kedua. Kondisi ini disebut *plasenta previa*. Namun, tidak perlu cemas dahulu karena plasenta terus bergerak dan umumnya dapat bergerak naik kembali.

Siap Diri dan Terima Kenyataan Nyeri Bersalin

Entah wanita pengidap skoliosis atau bukan, semua wanita hamil akan mengalami sakit bersalin dan tiada pilihan selain menerima dan berdamai dengan rasa sakit ini. Ada wanita yang lebih suka untuk tidak mengetahui apa pun tentang nyeri yang akan dialami selama proses persalinan. Walaupun cara ini membuat mereka kurang cemas untuk sementara waktu, di sisi lain mereka mungkin tidak siap menghadapi berbagai peristiwa lain yang mungkin terjadi.

Pilihan yang lebih baik ialah mempersiapkan diri, baik mental maupun fisik, untuk proses persalinan dan segala kemungkinannya.

Hal pertama yang perlu dilakukan adalah mengerti dengan baik tentang proses persalinan. Tidak semua orang mempunyai waktu untuk mengikuti kursus, dan andaikan Ibu salah satunya, maka banyak membaca akan sangat membantu. Jangan sekadar membaca lalu selesai, melainkan lakukan apa yang disarankan. Pastikan Ibu melakukan latihan pernapasan pranatal dan latihan kegel sehingga tubuh Ibu bakal lebih lentur selama proses persalinan.

Walaupun sakit bersalin tak terelakkan, ada juga sisi positifnya. Pertama, his (*labor*) tidak berlangsung selamanya dan karena itu Ibu tahu bahwa his akan berakhir. Rata-rata his berlangsung antara 12 dan 14 jam dan hanya beberapa jam di antaranya yang sungguh tidak nyaman. Selain itu, tentu ada hikmah di balik rasa sakit ini dan ketika Ibu mendekap bayi baru lahir, maka trauma persalinan pun langsung lenyap. Memang, sangat wajar jika Ibu tidak dapat menangkap hikmah tersebut sembari mengalami sakit bersalin, dan tidak semestinya Ibu merasa bersalah untuk itu.

Ibu tidak perlu berusaha menjadi teladan dalam menahan rasa sakit. Lakukan sewajarnya dari diri sendiri. Sebaiknya, Ibu ditemani seseorang yang akan menyeka kening, mengurut punggung, menyuapi potongan es, dan menjaga Ibu tetap tenang dan bernapas dengan benar.

Tidak perlu menjadi martir dengan menolak penghilang nyeri sama sekali. Kalau Ibu merasa kuat, bicarakan dan beritahukan kesukaan Ibu pada dokter yang akan membantu persalinan. Harap diingat, ini bukan ujian untuk lulus atau gagal. Ibu tidak akan diberi penghargaan sebagai ibu terbaik tahun ini andaikan Ibu melahirkan normal atau tanpa obat-obatan. Ada sekian banyak metode persalinan, dan skoliosis tidak meniadakan berbagai opsi persalinan yang ada.

Kursus Pranatal

Ada berbagai manfaat bila mengikuti kursus pranatal. Ada banyak kursus yang akan mempertimbangkan kondisi skoliosis dan merekomendasikan latihan yang tepat. Tanyakan pada kiropraktisi apakah ada kursus spesifik yang dapat direkomendasikannya. Apabila tidak dapat menemukan kursus untuk kebutuhan Ibu, pastikan untuk mempelajari berbagai latihan ini dari dokter skoliosis, sehingga Ibu melakukan hal yang tepat untuk Ibu dan bayi.

Kursus Pranatal membantu Ibu berjumpa dengan ibu hamil lainnya dan karena itu tersedia kesempatan untuk bertukar pikiran mengenai kecemasan, kegembiraan, dan progres Ibu. Karena mereka pun dalam fase yang sama, akan lebih mudah mengungkapkan perasaan kepada mereka alih-alih kepada orang yang belum pernah hamil. Kursus semacam itu juga meningkatkan keterlibatan sang ayah dalam proses kehamilan dan kelahiran. Juga, membantu Ibu menghadapi his dengan mempersiapkan fisik dan mental melalui latihan pernapasan, teknik relaksasi, dan lain-lain.

Bergabunglah dengan forum online agar dapat bertukar pikiran dan pengalaman dengan wanita pengidap skoliosis lainnya yang pernah melahirkan. Ini akan memberikan keyakinan yang amat dibutuhkan pada tahap ini, yaitu fakta bahwa semuanya akan berakhir dengan baik dan Ibu hanya perlu mempersiapkan diri.

Kursus Pranatal merupakan salah satu kursus yang direkomendasikan oleh praktisi dan dokter skoliosis. Jika bisa menemukan kursus khusus untuk wanita hamil pengidap skoliosis, tentu bagus sekali. Satu kelas sebaiknya tidak lebih dari lima hingga enam ibu hamil dan mempunyai sesi diskusi menyangkut berbagai opsi persalinan, obat-obatan, teknik pernapasan dan relaksasi, dan sesi tanya jawab.

Perubahan Mingguan dalam Trimester Kedua

Trimester kedua dianggap relatif lebih mudah daripada trimester pertama. Namun, bagi Ibu yang harus mengatur skoliosis dan kehamilan sekaligus, ada beberapa perubahan spesifik yang perlu diperhatikan sebagai berikut:

☐ *Minggu 13* — Karena risiko keguguran berkurang pada awal trimester kedua, tingkat kecemasan juga berkurang. Ibu juga akan mulai terbiasa dengan kehamilan saat ini. Namun, kini saatnya rahim mulai membesar dan Ibu mungkin merasa nyeri abdomen karena ligamen meregang untuk mengakomodasi perkembangan rahim. Panjang janin sekitar 7,6 cm. Janin sudah bisa menggerakkan kaki dan lengannya, tetapi tendangannya belum bisa dirasakan.

☐ *Minggu 14* — Dengan aras energi yang lebih tinggi, Ibu mungkin tergoda untuk bekerja lebih daripada biasanya. Harap diingat bahwa yang terbaik adalah mendengarkan tubuh dan tidak memaksakan diri sehingga membahayakan punggung bawah. Tambahkan serat dalam makanan untuk membantu mengatasi sembelit. Makanan ngidam yang lama, mungkin diganti dengan jenis makanan ngidam baru pada tahap ini.

☐ *Minggu 15* — Tingkat imunitas yang lebih rendah akan membuat Ibu lebih rentan terhadap penyakit yang lazim. Sebaiknya, ekstra waspada dalam hal kebersihan pada tahap ini.

☐ *Minggu 16* — Beberapa wanita mulai merasakan 'percepatan' gerakan pertama bayi. Rasanya lebih menyerupai kepakan kupu-kupu di perut alih-alih tendangan yang sering terdengar. Kini, dengan panjang hampir 12,7 cm, bayi akan mulai untuk memberi tekanan lebih pada tulang belakang Ibu.

☐ *Minggu 17* — Umumnya, wanita mulai merasakan gerakan bayi pada tahap ini. Demikian pula dengan peningkatan selera makan. Pastikan mengonsumsi makanan sehat (diperinci dalam bab 11) yang cocok untuk wanita hamil pengidap skoliosis sehingga dapat memenuhi keduanya sekaligus.

☐ *Minggu 18* — Rahim sebesar buah belewah pada tahap ini. Karena jantung Ibu akan mulai bekerja ekstra memompakan darah kepada janin, rasa pusing dan melayang akan sering terjadi.

☐ *Minggu 19* — Janin Ibu kian aktif: balik badan, menendang, memutar, menggerakkan jari tangan, jari kaki, dan tangan; semuanya menjadi tantangan untuk menangani nyeri punggung. Kasus seperti ini bukan soal besar bagi wanita yang tidak mengidap skoliosis. Namun, Ibu perlu ekstra waspada dengan sakit punggung dan kerusakan akibat tekanan tambahan pada spina.

☐ *Minggu 20* — Bukan hanya tekanan pada spina, melainkan juga pada paru dapat menyebabkan sesak napas. Tekanan rahim terhadap kantong kemih akan mendesak Ibu sering ke kamar kecil daripada sebelumnya. Pergilah ke kamar kecil secara teratur dan jangan tahan hingga terdesak lalu tergesa-gesa sebab dapat menyebabkan kecelakaan.

☐ *Minggu 21* — Pusat gravitasi tubuh Ibu mungkin akan berubah karena perut kian besar. Pastikan agar tidak melakukan gerakan tiba-tiba; bangun atau duduk perlahan-lahan. Ibu perlu mencapai berat badan yang tepat sambil terus makan makanan sehat. Bicarakan dengan dokter untuk memantau jumlah berat badan setiap bulan.

☐ *Minggu 22* — Ada janin yang mencapai 20,4 cm pada tahap ini dan karena letak rahim di atas pusar, Ibu dapat melihat garis-garis kecil di perut.

☐ *Minggu 23* — Beberapa gejala trimester ketiga mulai kelihatan dalam tahap ini. Kontraksi Braxton Hicks, nyeri ulu hati, kram kaki, rasa tak nyaman dengan perut yang lebih besar akan Ibu alami.

☐ *Minggu 24* — Pada tahap ini berat Ibu bertambah 0,9 sampai 1,3 kg. Gerakan janin pun akan meningkat secara signifikan.

☐ *Minggu 25* — Mungkin rahim akan banyak menekan punggung dan panggul. Masalah seputar linu panggul, atau nyeri yang menyebar pada anggota tubuh bagian bawah dapat pula muncul pada tahap ini karena rahim menekan saraf tertentu. Nyeri di punggung bawah, tungkai, dan bokong mungkin akan menyebabkan beberapa masalah pada tahap ini.

☐ *Minggu 26* — Minggu terakhir trimester kedua, saatnya muncul konstraksi Braxton Hicks pada wanita umumnya. Ini berupa kontraksi ringan dan mirip kram datang bulan. Mungkin juga Ibu mengalami nyeri sepanjang sisi perut seperti ditusuk jarum.

BAB 10

TIGA BULAN TERAKHIR: TRIMESTER KETIGA

Dengan dimulainya trimester ketiga, Ibu mulai merasa bahwa akhir proses semakin dekat. Umumnya, wanita merasa sehat dalam trimester terakhir. Tetapi, banyak juga yang mulai menunjukkan perasaan stres. Sakit punggung dan sakit lainnya mulai terlihat di wajah dan Ibu merasa sulit sekali menunjukkan rona ibu hamil sebagaimana mestinya. Bagi banyak wanita, tahap ini benar-benar ingin dilewati dalam sekejap mata.

Perubahan Tubuh

Bagi wanita yang terbiasa hamil, tahap ini bukan lagi masalah. Dalam trimester ketiga berat badan mungkin mencapai maksimum pada bulan ketujuh dan kedelapan. Jumlah kenaikan berat badan tidak begitu tinggi dalam bulan terakhir menjelang persalinan. Gerakan janin kemungkinan besar akan lebih kuat dan sering. Sembelit dan nyeri ulu hati mungkin berlanjut. Bengkak sendi dan varises sangat lumrah terjadi dalam trimester ini. Ibu mungkin juga terus mengalami sesak napas dan sulit tidur dengan perut besar. Kontraksi Braxton Hicks juga dialami dalam trimester ini, berupa kontraksi kecil yang hampir selalu tanpa nyeri. Payudara Ibu pun akan bertambah besar dan berat, juga kolostrum mungkin menetes selama bulan terakhir.

Secara emosional, akan ada banyak hal yang muncul dalam pikiran. Ini seperti kresendo dari semua perasaan yang telah dialami. Sukacita atas kehadiran bayi berbaur dengan kemungkinan sakit bersalin menimbulkan perasaan yang tidak pernah dirasakan. Walaupun Ibu mungkin akan jemu dengan kehamilan dan ingin mengakhirinya selekas mungkin, manfaatkan waktu ini untuk mempersiapkan kelahiran bayi dengan merancang tempat asuhan bayi atau membeli pakaian karena tidak akan tersedia waktu bila bayi sudah lahir.

Nyeri Punggung Bawah dan Tungkai

Di samping kegembiraan menjadi ibu, terdapat pula banyak efek samping, antara lain nyeri punggung bawah dan tungkai. Ini mungkin akan semakin hebat bagi Ibu yang sudah mengalami skoliosis. Rahim yang membesar mungkin akan menekan berbagai saraf spina, dan yang paling sering adalah saraf siatika. Ini menyebabkan nyeri hebat pada punggung bawah, bokong, juga tungkai. Menggunakan kompres dingin dan panas bergantian dan beristirahat secukupnya akan membantu menghilangkan nyeri (Lihat bagian jungkit panggul dalam bab 12). Kunjungi kiropraktisi yang mungkin menyarankan beberapa alternatif atau pengobatan tertentu untuk meredakan nyeri jika tidak tertahankan.

Kelainan Fungsi Paru

Wanita hamil pengidap skoliosis dapat menghadapi masalah pernapasan serius, khususnya selama tahap akhir kehamilan ketika punggung terdesak luar biasa untuk melakukan penyesuaian terhadap janin yang bertumbuh. Dalam kasus wanita skoliosis yang terkait dengan kondisi neuromuskuler seperti poliomielitis atau distrofi otot, ukuran paru-paru yang sangat terbatas mungkin menimbulkan kelainan fungsi paru atau masalah pernapasan. Lihat kotak di bawah ini untuk mengetahui lebih jauh tentang cara mengukur ukuran paru.

Penelitian menuangkan bukti menarik menyangkut efek kapasitas vital pada tingkat komplikasi yang dihadapi wanita hamil pengidap skoliosis dalam trimester ketiga. Walaupun ukuran paru merupakan

Bagaimana mengukur besar paru?

Uji hembus sederhana merupakan cara terbaik untuk mengukur kapasitas vital paru dan memperhitungkan ukurannya. Uji ini dapat digunakan untuk mengukur volume udara total yang secara aktif dihembuskan dari paru setelah seseorang menarik nafas maksimum. Tinjauan dari seorang spesialis diperlukan apabila kapasitas vital paru kurang dari 50% kapasitas yang diharapkan.

Sumber:
- Simonds AK. Kyphosis and kyphoscoliosis. In Albert RK, Spiro SG, Jett JR, eds. Clinical respiratory medicine. New York: Mosby, 2004; pp 765-69.
- Shovin CL, Simonds AK, Hughes JMB. Pulmonary disease and cor pulmonale. In Oakley C, Warnes CA, eds. Heart disease and pregnancy. Oxford: Blackwell Publishing, 2007: pp 151- 72.
- Shneerson JM, Non-invasive ventilation in pregnancy. In Non-invasive ventilation and weaning: principles dan practice, Elliott M Nava S Schonhofer B, eds. London: Hodder Arnold, 2010; pp 496-98.

parameter yang berguna, terlihat bahwa wanita dengan kapasitas vital sekitar 0,8 liter dapat melakukannya dengan baik dengan dukungan pernapasan. Bahkan, hasilnya terbilang baik bila kapasitasnya melebihi 1,25 liter.

Namun, ukuran paru di bawah kapasitas ini pasti menimbulkan masalah, terutama ditandai dengan penurunan kadar oksigen atau hipoksemia. Umumnya, tahap dengan kadar oksigen rendah ini dapat memburuk selama tidur dan olahraga, dan dapat meningkatkan konsentrasi gas buang atau karbon dioksida. Kotak di bawah ini menjelaskan konsep penghawaan non-invasif, suatu metode yang membantu ibu hamil pengidap skoliosis dengan kadar oksigen rendah.

Terlepas dari ukuran paru, hormon pun dapat berperan. Ketiga hormon kunci, yaitu estrogen, progesteron, dan relaksin mengalami perubahan drastis dalam kehamilan. Ketiga hormon ini sebenarnya menyebabkan ligamen panggul dan spina bagian bawah menjadi longgar untuk memudahkan kelahiran. Bahkan, sesak napas yang

Penghawaan Non-invasif

Untuk tujuan penghawaan non-invasif, mesin pernapasan kecil dapat digunakan untuk wanita hamil dengan kadar oksigen rendah, khususnya mereka dengan kapasitas vital kurang dari 1 liter atau berotot lemah. Penggunaan yang tepat dan pemantauan rutin mesin ini dapat menjamin keberhasilan bagi keduanya, bayi dan ibu.

terlihat pada tahap awal kehamilan sebagian disebabkan oleh peningkatan progesteron. Hormon ini akan merangsang pernapasan dengan meningkatkan laju pernapasan, juga kedalaman setiap tarikan napas. Perubahan fisiologis lainnya, seperti peningkatan volume darah, mungkin terjadi juga.

Fakta penting lain dalam tahap ini ialah bahwa wanita yang terdiagnosis skoliosis idiopatik remaja biasanya tidak memiliki kapasitas vital rendah. Uji pernapasan secara teratur mungkin merupakan hal yang diperlukan untuk memeriksa fungsi paru.

Cacat dan Kelainan Jantung

Dalam kasus tertentu, serangan awal skoliosis terkait dengan cacat jantung bawaan, misalnya, jantung berlubang. Meskipun kondisi tersebut sering terlihat dan diperbaiki di masa kecil, namun pemeriksaan dengan EKG dan eko-kardiogram jantung diperlukan untuk menyingkirkan potensi komplikasi. Sejauh kadar oksigen dan fungsi paru Ibu sesuai standar, tiada alasan untuk merasa cemas.

Rencana Melahirkan

Banyak orang merasa bahwa membuat rencana bersalin membantu mereka tetap fokus dan maju terus dengan kehamilan tiga bulan terakhir. Ada dokter yang telah menyediakan format yang dapat diisi kliennya. Biasanya, rencana ini meliputi pilihan orang tua mengenai rumah sakit bersalin, dan prosedur yang sesuai bagi mereka. Ini bukan kontrak, melainkan suatu cara bagi dokter untuk memahami apa yang diinginkan keluarga bayi dalam hal persalinan.

Rencana bersalin meliputi rumah sakit atau klinik bersalin, lama waktu yang diinginkan untuk tetap berada di rumah setelah tahap his dimulai, pilihan minuman atau makanan selama his, kemungkan jalan-jalan kecil atau duduk selama his, pengubahsuaian situasi dan kondisi ruang bersalin, serta penggunaan kamera video dan cermin untuk melihat proses persalinan. Rencana ini pun memerinci pilihan Ibu yang berkaitan dengan sejumlah prosedur, seperti posisi persalinan, pemakaian oksitosin, obat pereda nyeri, anestesi, forsep, atau vakum, atau bedah sesar. Sebaiknya, jelaskan juga keinginan Ibu untuk memeluk dan menyusui bayi segera sesudah lahir sehingga pihak yang mengurus Ibu tidak menjauhkan bayi sebelum Ibu sempat melihatnya.

Penghilang Nyeri selama His dan Persalinan

Terlepas dari apa kata orang tentang skoliosis dan his, merupakan hak Ibu untuk memutuskan apakah ingin menggunakan penghilang nyeri selama his dan persalinan. Ada berbagai jenis pilihan penghilang nyeri yang dapat digunakan wanita hamil. Misalnya, zat anestetik sebagai pemati rasa, analgesik sebagai pereda nyeri, dan ataraksik sebagai penenang.

Blok epidura merupakan jenis pembiusan yang paling sering digunakan selama persalinan dan dapat digunakan baik untuk bedah sesar maupun persalinan normal. Opsi ini paling disukai karena mematikan rasa tubuh bagian bawah dengan dosis minimal tanpa perlu pembiusan total. Ada pasien yang merasakan efek samping blok epidura, seperti menggigil, mati rasa berkepanjangan, dan sering sakit kepala pascapersalinan. Tetapi, efek ini sangat tidak lazim dan jarang. Sebagai alternatif untuk blok epidura, blok pudendal dapat juga dipilih. Ini terutama digunakan dalam kasus persalinan normal dan dilakukan pada area perineum atau vagina. Opsi ini tidak mengurangi rasa tidak nyaman yang muncul dari rahim, tetapi dapat menghilangkan nyeri apabila forsep atau vakum perlu digunakan.

Analgesik yang paling sering digunakan untuk sakit bersalin adalah meperidin hidroklorida. Obat ini dimasukkan melalui infus, tetapi mungkin perlu diberikan setiap tiga hingga empat jam. Opsi obat-obatan alternatif untuk his dan persalinan terus berkembang saat ini. Ada wanita yang memilih hipnotis atau TENS (*Transcutaneous Electrical Nerve Stimulation*). Akupunktur juga salah satu alternatif yang sering dipilih bersama distraksi dan terapi air atau terapi fisik. Namun, semua terapi ini belum diteliti secara mendalam. Sebaiknya, lakukan riset sendiri lalu putuskan mana yang nyaman.

Posisi Bayi di Jalan Lahir

Posisi janin dalam rahim akan diberitahukan oleh dokter setelah melakukan palpasi. Kepala bayi umumnya bundar dan mulus, dan cara lain untuk mengetahui posisi bayi ialah dengan menentukan letak denyut jantungnya.

Vortex atau posisi kepala di jalan lahir paling sering terjadi. Posisi ini memungkinkan persalinan normal. Posisi sungsang adalah kebalikan dari posisi normal, yakni bokong atau kaki bayi mengarah ke jalan lahir. Jika bagian sisi bayi melintang di jalan lahir, disebut posisi bahu.

Jenis opsi persalinan spesifik tersedia untuk Ibu; kalau posisi bayi sungsang atau bahu, sebaiknya dibicarakan dengan ginekolog. Tidak ada penyebab mutlak posisi sungsang, tetapi ini dapat disebabkan oleh ukuran janin di bawah normal atau apabila terdapat lebih dari satu janin. Posisi sungsang juga mungkin terjadi jika bentuk rahim mengalami kelainan atau terdapat fibroid. Kadang terjadi juga apabila volume air ketuban terlalu banyak atau terlalu sedikit.

Bedah Sesar

Bedah sesar mungkin bukan salah satu opsi persalinan populer beberapa tahun lalu, tetapi saat ini telah diterima luas. Umumnya, tidak dapat dipastikan apakah Ibu memerlukan bedah sesar atau tidak. Namun, sebaiknya selalu siap terhadap kemungkinan ini karena ada sejumlah kasus yang tidak memberikan pilihan bagi dokter selain bedah sesar. Misalnya, ibu menderita infeksi saluran kencing, atau bayi perlu dikeluarkan segera dari rahim agar terhindar dari trauma.

Situasi *placenta previa* (plasenta turun) juga memerlukan bedah sesar. Jika dokter menganggap Ibu perlu dioperasi sesar karena indikasi tertentu, sebaiknya diskusikan lebih dahulu.

Menjalani operasi sesar merupakan opsi yang harus dibicarakan dengan dokter menjelang akhir bulan kedelapan. Ini karena dokter kandungan mampu mengatakan kepada Ibu secara tepat tentang kondisi saluran urin Ibu dan apakah bedah sesar diperlukan atau tidak.

Pada wanita yang mempertimbangkan opsi bedah sesar, penting bahwa bidan anestesi diinformasikan tepat pada waktunya. Ini penting sehingga cara alternatif untuk melakukan epidura dapat diputuskan, khususnya pada wanita yang pernah menjalani bedah koreksi skoliosis.

Sebaiknya diingat bahwa skoliosis tidak menghilangkan opsi persalinan normal, tetapi kasus khusus Ibu mungkin perlu dievaluasi oleh dokter kandungan.

Sedia Payung Sebelum Hujan

Bedah Sesar – Tren dan Komplikasi

Riset terakhir jelas menunjukkan insidensi bedah sesar lebih tinggi pada wanita pengidap skoliosis, khususnya mereka yang pernah menjalani bedah koreksi. Suatu studi di antara 142 wanita hamil yang pernah menjalani operasi bedah koreksi mengungkapkan bahwa proporsi wanita yang melahirkan melalui bedah-C sedikit lebih tinggi daripada populasi umum. Namun, tingkat komplikasi tidak lebih tinggi. Meskipun sekitar 40% wanita mengalami nyeri punggung selama kehamilan, sebagian besarnya teratasi dalam tiga bulan pertama, pascapersalinan.

Sumber: Orvoman E, Hiilesmaa V, Poussa M, Snellman O, Tallroth K. Pregnancy and delivery in patients operated by Harrington method for idiopathic scoliosis. Eur Spine J 1997; 6:304-07.

Sekiranya Ibu belum memikirkan tentang barang yang akan dibawa ke rumah sakit, awal bulan kesembilan adalah saatnya. Kemasi segala keperluan yang dibutuhkan di rumah sakit sehingga suami Ibu tidak harus tergesa-gesa mencari pada saat-saat terakhir. Tas berisi barang keperluan bayi perlu dikemas dan disimpan di pintu keluar apabila saatnya tiba. Sebaiknya tas rumah sakit disimpan dalam mobil untuk berjaga-jaga jangan sampai Ibu tidak di rumah ketika mulai his.

Pisahkan barang Ibu dan bayi sehingga mudah diambil saat dibutuhkan. Bawa juga salinan rencana bersalin, pencatat waktu, CD player, kamera video, buku bacaan, losion dan krim, bola tenis untuk pijat, bantal yang nyaman, sikat dan pasta gigi, sabun, kaus kaki tebal, sendal jepit, pakaian tidur, sisir, jepit-rambut, dan beberapa potong pakaian. Semua ini perlu disiapkan karena Ibu tidak pernah tahu pasti apakah akan berakhir dengan operasi sesar yang membuat Ibu perlu menginap lebih lama di rumah sakit untuk pemulihan.

Untuk perlengkapan bayi, siapkan botol steril, pakaian, lampin, selimut, seprai, dan topi wol. Sebaiknya, siapkan juga kaus tangan dan kaus kaki bayi. Jangan lupa popok, tisu basah, krim ruam popok, sabun, dan losion bayi.

Tanda-tanda Pra-Labor dan Labor Palsu

Perasaan was-was mungkin cukup tinggi dalam bulan kesembilan. Penyebabnya karena Ibu mulai memikirkan kapan Ibu akan menggendong sang bayi. Ibu mungkin terus berpikir tentang his dan kontraksi. Namun, perlu diketahui bahwa banyak wanita mengalami his palsu; ketika tiba atau sedang dalam perjalanan ke rumah sakit mendapati bahwa kontraksinya palsu.

Kontraksi yang tidak teratur atau tidak meningkat baik dalam hal frekuensi maupun intensitas atau kontraksi yang lenyap ketika Ibu mulai berjalan atau bergerak merupakan indikasi kontraksi palsu. Warna kecoklatan bukan indikasi his melainkan lebih merupakan tanda pemeriksaan internal atau hubungan intim dalam 48 jam terakhir.

Pada sisi lain, ada beberapa gejala khusus yang menandakan bahwa waktu persalinan sudah dekat dan Ibu harus mulai melengkapi semua persiapan, sebelum berangkat ke rumah sakit. Sayangnya, gejala-gejala ini dapat terjadi satu bulan lebih awal dari his sejati. Kadang, gejala ini jelas terasa hanya beberapa jam sebelum his sejati dimulai.

Sekitar dua hingga empat minggu sebelum his, janin mulai bergerak turun ke arah panggul disertai peningkatan tekanan pada area panggul dan rektum. Nyeri punggung konstan pun mungkin terjadi. Penurunan tenaga secara mendadak juga cenderung di alami menjelang his. Bercak vagina juga sangat mungkin akan bertambah banyak dan lebih kental. Kontraksi Braxton Hicks semakin sering terjadi, juga kehilangan mukosa/lendir yang menutup jalan lahir.

Gejala-gejala his meliputi kontraksi yang teratur dan setiap kali semakin kuat. Show atau darah bercampur lendir berwarna merah muda juga merupakan tanda bahwa Ibu memasuki fase his. Pecahnya selaput ketuban dan keluarnya cairan merupakan tanda pasti bahwa Ibu harus ke rumah sakit.

Perubahan Mingguan dalam Trimester Ketiga

Trimester ketiga merupakan tahap perjuangan bagi mereka yang mengalami skoliosis karena peningkatan tekanan dari rahim terhadap spina. Tetapi, trimester ini juga paling menantang bagi semua ibu karena merasa terlalu lama menanti dan sudah tak sabar lagi untuk melihat si kecil dalam buaian.

☐ *Minggu 27* — Otot panggul mulai tegang pada tahap ini dan melakukan latihan kegel akan sangat membantu. Janin Ibu kini sudah terbentuk sempurna dengan berat sekitar 0,9 kg atau lebih. Sebagian besar otak janin pun telah berkembang.

☐ *Minggu 28* — Berat Ibu dan bayi semakin bertambah. Ibu akan sering mengalami kontraksi palsu saat ini. Kadang gerakan janin mungkin memberikan tekanan tambahan pada spina dan dapat menimbulkan rasa tidak nyaman.

☐ *Minggu 29* — Janin Ibu akan memerlukan banyak zat gizi untuk perkembangan organ dalam dan otak secara sehat. Walaupun tenaga Ibu berkurang, cobalah melakukan gerak badan, seperti berjalan dan berenang. Lakukan beberapa latihan yang memperkuat otot perut yang mendukung punggung Ibu.

☐ *Minggu 30* — Sembelit dan nyeri ulu hati merupakan keluhan normal dalam minggu ini. Makanan kaya serat dapat membantu mengurangi sembelit dan makanan ringan sebelum tidur akan membantu mengatasi nyeri ulu hati. Pergelangan bengkak dapat ditangani dengan menjaga kaki tetap terangkat dan minum banyak air.

☐ *Minggu 31* — Mungkin semakin sulit tidur dengan perut besar, tetapi upayakan lelap sebisa mungkin dan hindari makanan yang membuat sulit tidur, seperti kafein.

☐ *Minggu 32* — Beberapa masalah yang lazim terjadi pada tahap ini antara lain sulit bernapas dan retensi cairan. Dengan ukuran yang kian besar, janin mungkin tidak memiliki cukup ruang gerak sehingga ia tidak begitu sering menendang dan memukul.

☐ *Minggu 33* — Sejak waktu ini hingga persalinan, janin Ibu bertambah sekitar setengah berat lahir dan karena itu berat Ibu pun bertambah pada minggu ini seperti halnya. Ukuran perut juga akan bertambah secara signifikan.

☐ *Minggu 34* — Sakit, nyeri dan kelelahan mencapai level baru pada tahap ini. Saat ini, Ibu hanya perlu fokus bahwa prosesnya tidak lama lagi.

☐ *Minggu 35* — Meningkatnya tekanan pada vena, rektum, dan spina akan dialami dalam minggu ini. Sembelit juga mungkin terjadi dan Ibu perlu minum banyak cairan untuk mengatasinya.

☐ *Minggu 36* - Ini saatnya janin Ibu semakin gemuk dan montok. Dokter mungkin akan meminta Ibu menjalani pemeriksaan-dalam: apakah pembukaan leher rahim sudah dimulai atau belum.

☐ *Minggu 37* — Pada tahap ini, masa kehamilan hampir lengkap. Jika pada tahap ini mulai terjadi his, dokter akan membiarkannya berlangsung terus hingga Ibu melahirkan. Ibu bisa duduk bersandar, rileks, dan menyingkirkan semua kecemasan tentang kemungkinan melahirkan bayi prematur.

☐ *Minggu 38* — Sebaiknya Ibu mulai membaca tentang his dan opsi persalinan. Diskusikan dengan dokter, dan putuskan opsi persalinan yang diinginkan.

☐ *Minggu 39* — Saat ini tanda-tanda his semakin jelas. Bersabar dan tunggu saatnya his dimulai.

☐ *Minggu 40* — Pada saat ini, seharusnya Ibu sudah melewati tanggal bersalin. Dokter akan menunggu beberapa hari jika Ibu belum bersalin dan kemudian memperkirakan tanggal persalinan.

BAB 11

DIET KEHAMILAN KHUSUS UNTUK SKOLIOSIS

Rasanya takkan pernah cukup untuk menekankan pentingnya makanan selama kehamilan, terlebih karena gaya hidup modern kita. Kemaruk terhadap makanan 'sampah' dan hidup dalam ketegangan tidak bagus untuk kesehatan bayi dan Ibu sendiri.

Makanan kita masa kini berupa makanan olahan dan sama sekali berbeda dengan jenis makanan nenek moyang kita. Walaupun teknologi telah berkembang pesat dan memungkinkan kita mengemas makanan dalam serbaneka kemasan-tetra, kaleng, dan kantong-hampa bersegel, tubuh kita ternyata tidak sanggup berkembang secepat teknologi. Artinya, tubuh kita tidak terprogram untuk mencerna makanan olahan dengan mudah. Respons tubuh selalu berupa inflamasi dan reaksi negatif lainnya.

Mengevaluasi makanan nenek moyang kita dapat membantu kita mengasup makanan sehat dan hidup sehat. Ini berlaku bukan hanya untuk wanita hamil, melainkan untuk semua orang yang ingin hidup sehat. Kisah Weston A. Price dan risetnya tentang makanan zaman Paleolithikum sangat menarik.

Pada tahun 1930-an, dokter gigi dari Cleveland, Weston A. Price, mulai melakukan serangkaian percobaan untuk menemukan penyebab utama penyakit dan degenerasi di kalangan manusia modern. Banyak orang menjulukinya "Albert Einstein-nya Nutrisi" karena kedalaman riset dan penemuan dalam sepuluh tahun penelitiannya.

Ia bertandang ke berbagai penjuru dunia untuk meneliti status kesehatan masyarakat yang belum tersentuh oleh modernisasi atau peradaban barat. Sebagai dokter gigi, ia menemukan bahwa karang gigi, cacat gigi, gigi bengkok dan berlubang merupakan akibat dari makanan modern yang terdiri atas makanan kaya-gula, manisan, kalengan, atau olahan. Penyebabnya bukan bakteri, virus, faktor genetik, atau kebiasaan menyikat gigi.

Ekspedisinya yang berlangsung selama enam tahun di semua benua telah membuka berbagai kebenaran hidup yang tidak akan dipercaya oleh ahli gizi dan dokter modern. Ia mengkaji kehidupan desa-desa terpencil di Swiss, komunitas orang Galia di *Outer Hebrides*, penduduk asli Amerika Utara dan Selatan, penduduk kepulauan Melanesia dan Polinesia di Pasifik Selatan, suku-suku Afrika, suku Aborigin Australia, dan suku Maori Selandia Baru.

Observasi pertama menemukan bahwa biji-bijian utuh dan makanan bukan olahan lebih banyak dikonsumsi oleh komunitas dan suku-suku ini dibandingkan dengan makanan modern kita. Jenis makanan ini memberikan empat kali lebih banyak vitamin dan mineral larut-air serta sekitar sepuluh kali vitamin larut-lemak dibanding makanan modern. Dia juga menemukan zat larut-lemak yang tidak diketahui sebelumnya, yang tampaknya hilang dalam makanan modern kita. Ia menyebutnya "Aktivator X".

Umumnya, masyarakat yang diteliti memiliki struktur tubuh kuat, dan wanitanya lebih mudah bereproduksi dan melahirkan dibanding situasi modern, yaitu wanita hamil berakhir di meja bedah sesar. Ia juga menemukan bahwa penyakit degeneratif seperti jantung, diabetes, kanker, dan lain-lain hampir tidak terjadi dalam komunitas itu. Dari segi emosi, orang-orang ini lebih bahagia, gembira, dan bebas stres.

Bahkan, dialah yang menemukan bahwa makanan kita juga bertanggung jawab atas gejala "pinjam", yakni tubuh meminjam nutrien dari sistem kerangka sehingga tulang kerangka menyusut. Dalam beberapa kasus, penyusutan ini dilaporkan telah menyebabkan penurunan tinggi hingga 25,4 cm. Pada sisi lain, peminjaman ini menyebabkan tulang kian rapuh, yang selanjutnya mengakibatkan tulang rentan terhadap skoliosis dan osteoporosis. Juga merupakan fakta bahwa fenomena peminjaman ini lebih cenderung terjadi pada wanita modern karena masyarakat modern membebani wanitanya untuk menjaga citra ultralangsing. Tulang kian rapuh dan spina melengkung, menimbulkan berbagai jenis masalah skeletal yang selanjutnya dapat menyebabkan banyak masalah selama persalinan, termasuk nyeri punggung yang lebih hebat.

Andaikan Ibu melihat beberapa foto yang dimuat dalam buku klasik Dr. Price, "Nutrition and Physical Degeneration", akan Ibu temukan perbedaan besar antara manusia primitif yang sehat dan tampan dengan sosok manusia modern yang penuh ketegangan mental akibat degenerasi.

Berdasarkan riset, yayasan Weston A. Price membuat sebuah tabel perbedaan makanan tradisional dan modern:

Makanan Tradisional versus Modern	
Makanan Tradisional	Makanan Modern
Makanan dari lahan subur	Makanan dari lahan tandus miskin nutrien
Daging jeroan lebih disukai daripada daging isi	Daging isi lebih disukai. Daging jeroan nyaris diabaikan
Lemak hewan alami	Minyak sayur olahan
Produk susu mentah atau fermentasi	Produk susu pasteurisasi atau ultra-pasteurisasi
Bijian dan kacang-kacangan yang direndam dan/atau difermentasi	Bijian yang dihaluskan dan/atau diekstrusi
Produk kedele yang difermentasi dalam waktu lama dan dikonsumsi terbatas	Produk kedele olahan industri yang dikonsumsi dalam jumlah besar
Penggunaan sumsum	Penggunaan bumbu buatan dan monosodium glutamat
Pemanis non-rafinasi, seperti madu dan gula tebu	Pemanis rafinasi

Makanan Tradisional versus Modern	
Sayuran lakto-fermentasi	Sayuran olahan dan pasteurisasi
Minuman lakto-fermentasi	Minuman ringan modern
Garam non-rafinasi	Garam rafinasi
Vitamin alami dalam makanan	Vitamin buatan berupa suplemen atau ditambahkan pada makanan.
Cara masak tradisional	Masak menggunakan microwave
Bibit tradisional dan penyerbukan terbuka	Bibit hibrida dan GMO

Courtesy of The Weston A. Price Foundation

Dari tabel di atas, jelas bahwa makanan yang dikonsumsi oleh nenek moyang kita telah berubah. Amerika Serikat kini memanfaatkannya demi mengurangi angka obesitas di negara mereka. Mereka kini menganggap obesitas sebagai ancaman nasional karena satu dari setiap sepuluh penduduk mengalami obese dan satu dari setiap empat orang yang terdaftar dalam wajib militer ditolak karena obesitas.

Jelas, makanan olahan adalah bagian dari makanan kita masa kini yang sebaiknya dihindari selama hamil. Makanan ini cenderung kaya gula, karbohidrat, lemak, garam, dan sangat rendah unsur gizi sehingga menimbulkan banyak masalah yang tentunya tidak ingin Ibu alami ketika hamil, tidak juga komplikasinya.

- Makanan olahan dapat menyebabkan obesitas dan mungkin akan membuat Ibu bertambah berat, dan tak tertahankan karena kondisi skoliosis Ibu.

- Makanan olahan menyebabkan ketidakseimbangan pencernaan, dan komplikasi tinggi yang terkait dengan nyeri ulu hati, indigesti, dan keasaman.

- Makanan olahan juga bersangkut-paut dengan depresi, pikun, dan gangguan suasana hati –suatu aspek yang meningkat selama kehamilan. Hal terakhir yang ingin kita dilakukan adalah melahap makanan olahan dan justru semakin merusak hormon yang berperan dalam tubuh.

- Walaupun makanan kaleng dan kemasan memiliki label akurat, ternyata praktiknya jauh dari sempurna. Ada label yang menyatakan produknya "bebas gula", tetapi mengandung pemanis, seperti "agave" atau sirup jagung tinggi-fruktosa yang sama-sama berbahaya.

- Juga ditemukan bahwa kekurangan vitamin dan mineral yang mudah larut dapat menyebabkan sulit hamil dan mandul.

- Bahan-bahan kimia, pestisida, dan herbisida yang digunakan di peternakan saat ini, juga diketahui menyebabkan skoliosis pada hewan. Kejadian ini telah dan masih diselidiki. Kepone, sejenis pestisida, diketahui menyebabkan skoliosis pada ikan dan paparan pestisida pada berudu juga menyebabkan kurvatura spina.

- Selain itu, makanan olahan terkait pula dengan kanker.

Umumnya, masalah kesehatan yang timbul pada masyarakat modern disebabkan oleh makanan modern. Selama bertahun-tahun, produsen makanan telah menanamkan bermacam-macam mitos di pasar. Para pendukung jenis diet tertentu juga memainkan peranan besar dalam memopulerkan mitos ini. Di satu sisi, ada yang berharap agar Ibu memangkas semua karbohidrat dari makanan untuk menurunkan berat badan, di sisi lain, ada yang bersikeras bahwa lemak jenuh tidak baik.

Berikut ini adalah beberapa mitos keliru tentang makanan dan gizi yang telah mereka tanamkan dalam pikiran kita. Bacalah seluruhnya dan akhirnya Ibu akan menyadari kekeliruan yang selama ini tertanam dalam benak tentang makanan dan gizi.

Lemak jenuh — Jika Ibu menganggap bahwa segala jenis lemak jenuh perlu dihindari demi kesehatan yang lebih baik, terutama jantung, mungkin Ibu perlu beberapa alasan yang tepat. Sejumlah lemak jenuh penting untuk tubuh. Lemak ini mendukung dinding sel dan membantu produksi asam lemak. Juga membantu membangun tingkat kekebalan tubuh dan memperkuat tulang dan paru.

Jumlah kalori yang dikonsumsi sebagai lemak tergantung pada tingkat aktivitas dan tipe metabolik kita. Jumlahnya tidak boleh kurang dari

30 persen dari semua kalori yang dikonsumsi dalam sehari. Bahkan, *National Institute of Health* (NIH) mengakui bahwa jumlah lemak tertentu diperlukan untuk menyerap vitamin A, D, E dan K.

Lemak juga penting untuk anak-anak demi pertumbuhan dan perkembangan mereka. Lemak jenuh menyediakan zat pembangun untuk perkembangan membran sel dan hormon. Juga, esensial untuk mengubah karotin menjadi vitamin A. Kebalikan dari pendapat umum, lemak jenuh pun menurunkan kadar kolesterol (asam palmitat dan stearat) dan bertindak sebagai agen antivirus pelindung tubuh.

Kolesterol — Kolesterol selalu dianggap senyawa buruk yang harus dihindari. Sering dikatakan bahwa ada dua jenis kolesterol dalam tubuh kita – LDL dan HDL. Teori kolesterol yang telah dibicarakan sekian lama juga menyatakan bahwa LDL adalah kolesterol jahat sedangkan HDL baik. Namun, seluruh teori ini dimulai dengan 'teori lipida', yakni makanan berkolesterol menimbulkan endapan pada dinding arteri.

Belakangan, riset yang menunjukkan bahwa 80 hingga 90 persen kolesterol dalam tubuh sebenarnya dihasilkan oleh tubuh sendiri membuktikan bahwa makanan tidak berperan signifikan dalam pembentukan kolesterol. Bahkan, kajian yang secara populer disebut 'Seven Countries Study' diselubungi banyak masalah. Kajian ini membuktikan bahwa negara-negara dengan makanan tinggi kolesterol memiliki korelasi tinggi dengan kematian yang disebabkan oleh penyakit jantung. Namun pertanyaannya, mengapa data dari 16 negara lainnya tidak juga dianalisis. Ini merupakan kasus klasik, yakni menggunakan data untuk berbohong secara statistik.

Daging merah — Perkembangan sistem saraf juga dipengaruhi oleh konsumsi daging merah yang mengandung berbagai zat gizi seperti vitamin B12, vitamin B6, seng, karnitin, fosfor, dan koenzim Q10.

Telur — Telur membantu perkembangan sistem saraf. Dengan munculnya berbagai pengganti telur, jumlah konsumsi sumber protein alami ini sudah dibatasi.

Biji-bijian — Walaupun banyak orang berpendapat bahwa tubuh membutuhkan biji-bijian, perlu diingat bahwa manusia adalah makluk pemakan daging. Makanan kaya-gizi ini memberi gizi yang diperlukan untuk bertahan di musim dingin. Bahkan setelah ditanam, sebagian dari biji-bijian yang digunakan, dibiarkan berkecambah dan bertunas dalam kebun sehingga mengalami fermentasi karena hujan dan kabut. Tepung halus tidak mengandung nutrien dan kita hanya menambahkan kalori kosong ke dalam sistem tubuh dengan memakan tepung halus putih.

Rekomendasi Makanan Modern Selama Kehamilan

Macam-macam saran yang akan terdengar begitu Ibu positif hamil, sering sulit diterima akal. Ada yang akan menganjurkan makanan yang sebaiknya tidak dimakan karena berbahaya bagi kesehatan Ibu dan bayi, ada yang menyarankan sebaliknya. Bersyukurlah kalau Ibu belum disodori menu untuk dicoba. Walaupun maksudnya baik, saran-saran ini cenderung meningkatkan paranoia Ibu yang baru hamil.

Orang boleh mengatakan bahwa mendalami buku-buku kehamilan dapat membantu pola makan sehat untuk memberi gizi yang cukup bagi janin sepanjang sembilan bulan. Sayangnya, hal ini tidak semudah yang dibayangkan.

Ibu perlu menyusuri lorong toko buku dengan label "bayi dan kelahiran" atau "kehamilan" lantas menyadari bahwa ada begitu banyak pilihan buku. Ada yang ditulis dokter, ada yang disusun ahli kandungan, bidan, ahli gizi, dan bahkan ibu hamil lainnya. Malangnya, sebagian besar buku tersebut mirip satu sama lain dan menggunakan piramida makanan sebagai panduan dalam menyarankan jenis makanan ibu hamil.

Faktanya tetap sama. Rupanya, tak satu pun penulis buku-buku tersebut telah melakukan penelitian sendiri, dan memuntahkan saran yang sama dengan cara berbeda. Hanya karena pikiran yang sama ditulis oleh banyak orang, tidak berarti harus dipercaya begitu saja. Bahkan, beberapa rekomendasi yang telah disajikan dalam buku-buku modern tidak benar, dan bahwasanya dapat menjauhkan Ibu dari sejumlah makanan sehat yang harus dikonsumsi selama fase hidup ini. Beberapa saran dari buku-buku tersebut dibandingkan dengan kajian Weston A. Price di bawah ini.

- *Seafood* — Ada satu aspek yang tepat dari buku kehamilan modern, yakni ikan kaya akan asam lemak omega-3 yang sangat baik untuk kesehatan. Omega-3 adalah anti-oksidan dan mempunyai berbagai kualitas yang dapat tetap menyemangati Ibu selama sembilan bulan kehamilan.

  Berbagai buku ini juga menyatakan bahwa Ibu perlu membatasi jumlah ikan yang dikonsumsi karena kemungkinan keracunan merkuri. Sayangnya, kita tidak tahu apakah perairan kita murni seluruhnya, dan ketakutan semacam itu bersumber dari fakta bahwa tidak seorang pun dapat mengambil risiko seperti itu ketika sedang hamil.

  Aspek penting lainnya yang perlu disebutkan, yakni sebagian besar buku kehamilan gagal menyebutkan bahwa makanan laut yang menjadi sumber nutrien terbaik meliputi kerang-kerangan, telur ikan, dan jeroan ikan. Menurut mereka, minyak hati ikan Kod perlu dihindari karena dapat meningkatkan kadar vitamin A dan D; melampaui apa yang dibutuhkan saat hamil.

- *Daging Jeroan* — Buku-buku diet kehamilan yang umumnya tersedia akan menyakinkan Ibu bahwa opsi terbaik vitamin A adalah sayur berdaun hijau dan merah. Sebenarnya tidak. Vitamin A yang aktif secara fisiologis dan berbentuk lengkap, hanya dapat diperoleh dari sumber hewani.

  Mereka menganjurkan agar daging jeroan, seperti hati, tidak dikonsumsi. Namun faktanya, hati bukan hanya mengandung vitamin A, melainkan juga sumber alami asam folat, zat yang sangat penting untuk perkembangan sistem saraf janin.

  Karena tidak merekomendasikan daging jeroan, mereka cenderung menyarankan sayuran kaya beta karotin karena beta karotin dapat diubah menjadi vitamin A dalam tubuh. Dalam hal ini, mereka benar!

  Beta karotin dapat diubah menjadi vitamin A dalam tubuh, tetapi mereka gagal menyebutkan (tanpa sengaja atau sengaja) bahwa faktor-faktor lain pun turut bekerja dalam tubuh agar terjadi perubahan tersebut.

Orang yang mengalami masalah pencernaan atau tiroid mungkin tidak mudah mensintesa vitamin aktif dari beta karotin. Kekurangan vitamin A juga menyebabkan masalah penyerapan dan asimilasi nutrien.

- *Lemak Hewani* — Jika kita kembali ke masa lalu atau memikirkan apa yang dikatakan nenek buyut kita tentang lemak, ide mereka tentang lemak sungguh berbeda dari apa yang kita pikirkan saat ini. Kita dapat berbicara dengan para tetua masyarakat oriental yang memastikan bahwa mereka memanjakan wanita hamil dalam keluarga mereka dengan memberikan banyak makanan berlemak. Bahkan, sebagian besar masyarakat memiliki makanan yang disiapkan khusus untuk wanita hamil agar organ-dalam dan kulit mereka selalu berminyak dan kenyal. Sekalipun mereka tidak memahami alasan spesifik untuk memberi lemak kepada wanita hamil, mereka jelas melakukan hal yang benar. Lemak berperan penting dalam fisiologi tubuh.

  Malangnya, masyarakat modern telah memperluas perasaan fobia mereka terhadap lemak hingga menjangkau pula wanita hamil. Bahkan, ketika Ibu selayaknya makan sejumlah besar lemak pada tahap ini agar tetap sehat dan menjaga keseimbangan hormon dan kimiawi tubuh, "mereka yang disebut guru nutrisi" justru mengatakan bahwa terlalu banyak lemak tidak baik.

  Terlepas dari itu, perlu dicatat bahwa menyantap lemak tidak berarti kita melahap melampaui kebutuhan dan berat badan kehamilan yang optimal. Sangat penting untuk tetap berada dalam batasan berat badan yang dianjurkan oleh dokter.

- *Kuning Telur* — Saran mengenai telur sungguh aneh belakangan ini. Mereka merekomendasikan bahwa telur sebaiknya dibatasi maksimal dua butir per hari. Ada yang menyarankan maksimal dua hingga tiga per minggu dan yang lain menganjurkan agar kuning telur, yang kaya gizi, disingkirkan dan hanya putih telur kaya protein yang dikonsumsi.

  Walaupun ada yang menganggap kuning telur merupakan masalah karena kandungan lemaknya, ada yang merasa bahwa tambahan kolesterolnya tidak baik untuk kesehatan. Semua ini tidak benar. Telur merupakan sumber protein beserta unsur gizi lainnya; mengandung setiap jenis vitamin kecuali vitamin C.

- *Produk Susu* — Walaupun semua orang akan mengatakan bahwa produk susu merupakan sumber terbaik kalsium yang bisa dikonsumsi selama kehamilan, buku modern tidak menyatakan secara khusus bahwa lambung tidak mudah menyerap susu pasteurisasi yang dibeli dari toko. Di lain pihak, mereka menganjurkan untuk menghindari susu mentah karena mungkin mengandung kuman dan virus. Banyak orang yang alergi susu mungkin akan mengalami reaksi alergis hanya jika mengonsumsi susu pasteurisasi. Susu mentah yang dianggap mengandung kuman sebenarnya lebih baik rasanya karena mengandung vitamin A kadar tinggi. Pasteurisasi mengurangi kadar vitamin C yang tersedia untuk manusia, mengubah laktosa dalam susu menjadi beta-laktosa, dan mengurangi bio-ketersediaan kalsium.

- *Karbohidrat* — Sekali lagi, sungguhpun benar rekomendasi mendasar dari para penganjur tentang konsumsi karbohidrat, biasanya mereka lupa bahwa bijian utuh sebaiknya digunakan dan bahwa nilai gizi biji-bijian perlu ditingkatkan melalui metode perendaman dan pengecambahan.

  Metode ini digunakan oleh banyak masyarakat tradisional, dan merupakan satu-satunya anjuran saya, sekiranya Ibu memasukkan bijian utuh dalam menu makanan. Metode perendaman dan pengecambahan menonaktifkan penghambat enzim dan zat anti-nutrien, misalnya asam fitat, dan menjadikannya lebih sehat.

- *Protein* — Dokter akan mengatakan protein diperlukan untuk perkembangan jaringan dan otot, dan bermanfaat bagi plasenta dan janin. Protein pun membantu meningkatkan volume darah dan mempersiapkan tubuh untuk memudahkan laktasi. sumber protein yang dianjurkan meliputi daging merah, unggas, ikan, keju dan susu, tetapi sebaiknya pilihlah sumber yang mengandung sedikit lemak.

- *Diet Vegetarian* — Banyak buku dan literatur yang tersedia di toko buku mengatakan bahwa diet vegetarian bagus untuk Ibu hamil. Jangan lekas percaya dengan omongan tersebut hanya karena seluruh dunia kini tampak menjadi vegetarian. Umumnya, manusia tradisional adalah pemakan daging dan mereka menunjukkan ciri kesehatan internal dan eksternal yang jauh lebih baik daripada manusia modern yang sarat-penyakit.

- *Suplemen* — Suplemen dianggap sebagai bagian dari proses kehamilan. Sejumlah pendukung diet alami menganjurkan konsumsi makanan yang diperkaya dan bukan kalsium. Namun, menarik untuk disimak keteledoran para pengarang ini yang tidak menyadari kalau makanan yang diperkaya tidak lain adalah makanan suplementasi. Jadi, makan secara teratur dan menambahkan suplemen kalsium sama seperti menggunakan susu yang diperkaya kalsium.

Ada sisi baik dari buku modern tentang diet kehamilan, yakni mencantumkan pengobatan berbasis-bukti yang memudahkan kita memilah informasi mana yang dapat dipercaya dan mana yang tidak. Kalau tidak, orang akan bertanya-tanya tentang penelitian apa yang telah dilakukan atau pemahaman apa yang dimiliki tentang tubuh manusia sehingga mereka merekomendasikan pilihan gizi yang tampaknya bertentangan dengan segala sesuatu yang telah dilakukan oleh manusia (atau wanita) selama bertahun-tahun. Saran mereka untuk mengonsumsi sayuran hijau tua, bijian utuh, buah dan sayuran segar, serta kacang-kacangan memang baik dan selayaknya diikuti.

Sepertinya, buku-buku tentang diet kehamilan ditulis dan disusun berdasarkan berbagai buku umum tentang dasar-dasar gizi yang populer saat ini. Dengan prevalensi obesitas melonjak tinggi di seluruh dunia, ada banyak literatur tentang bagaimana Ibu harus mengurangi konsumsi lemak, kolesterol, dan mengonsumsi daging tanpa lemak dan minuman, baik olahan maupun diperkaya.

Bahkan faktanya lebih ironis lagi, yakni para penulis buku gizi umumnya tidak menyadari bahwa dasar-dasar rekomendasi mereka benar-benar salah, dan bahwa tidak mungkin orang berhasil menurunkan berat badan sekaligus mencapai kondisi kesehatan yang baik apabila menjalankan diet yang menghalangi mereka dari kelompok makanan tertentu.

Weston A. Price Foundation menganjurkan makanan berikut ini untuk wanita hamil. Anjuran ini berdasarkan temuan pada masyarakat tradisional yang lebih sering melahirkan normal daripada masyarakat modern. Selain itu, diet ini sangat bermanfaat untuk kesehatan dan kekebalan tubuh.

Namun, perlu diketahui bahwa diet ini menyarankan agar wanita hamil pengidap skoliosis menghindari asam lemak trans, juga jenis makanan 'sampah' atau makanan olahan, makanan gorengan komersial, gula halus, biji-bijian olahan, minuman ringan, kafein, alkohol, rokok, dan obat-obatan (termasuk yang mungkin telah diresepkan kepada Ibu oleh dokter yang terlalu bersemangat).

Sementara itu, hendaknya Ibu mengonsumsi minyak ikan untuk mendapatkan vitamin A dan D yang memadai, satu liter susu perahan sapi gemukan rumput, sekitar 4 sendok mentega (dalam bentuk tertentu), 2 butir telur (beserta kuning telurnya), minyak kelapa, penyedap lakto-fermentasi, kaldu tulang, butiran utuh rendaman, dan banyak buah serta sayuran segar. Daging hati segar (sekitar 3 sampai 4 ons) harus dikonsumsi setidaknya sekali atau dua kali seminggu, makanan laut segar (salmon, kerang, dan telur ikan sangat baik) sekitar dua sampai empat kali seminggu, dan daging sapi atau domba sekitar dua kali seminggu (bersama lemak alami).

Selain itu, mungkin Ibu bertanya tentang jenis khusus apa yang dapat dimakan dan apa yang tidak. Saya mencoba menjawab sejumlah pertanyaan tersebut dan merumuskan apa yang boleh dan tidak boleh. Saya juga memastikan bahwa pertanyaan tersebut dilihat dari sudut pandang skoliosis dan kehamilan. Harap dipahami bahwa makanan yang perlu dikonsumsi adalah makanan alami yang tidak dirusak oleh proses modern pabrik masa kini. Rekomendasi diet untuk kehamilan dan skoliosis ini menjamin bahwa Ibu menyantap makanan sehat untuk mempertahankan kesehatan tulang dan kerangka serta keseluruhan perkembangan janin.

Tentu saja, belum semua pertanyaan dapat kami jawab. Namun, jika ingin bertanya atau memberi saran, jangan ragu untuk menulis kepada kami dan kami akan berusaha menjawab masalah Ibu semampu kami.

- Banyak wanita ingin mengetahui apakah mereka harus meminum obat pranatal karena rendahnya porsi makanan dan vitamin alami yang dikonsumsi dalam trimester pertama akibat mual hamil. Walaupun tidak masuk akal, tidak disarankan agar Ibu mengasup suplemen vitamin pranatal karena suplemen seperti itu mengandung zat kimia dan karena itu dapat berakibat cacat lahir. Alam ternyata memiliki cara yang luar biasa untuk menangani aspek ini. Sementara itu, pastikan bahwa Ibu mengonsumsi makanan yang tepat dalam porsi yang memadai, kendati kadang merasa mual, dan usahakan untuk mengasup gizi secukupnya untuk Ibu dan bayi.

- Segala jenis minuman ringan (*soft drink*) dilarang untuk Ibu hamil. Bahkan, bukan bagian dari makanan sehat. Mereka yang terbiasa dengan minuman dan makanan ringan perlu mencari penggantinya. Kombucha, teh herbal, susu, atau jus segar merupakan opsi bagus pengganti soda. Namun, kendati teh herbal tergolong bagus, jangan diminum jika sebelumnya belum pernah sebab memiliki efek samping yang tentu saja tidak diinginkan ketika hamil.

- Ikan sangat bagus untuk wanita hamil, dan banyak wanita menggemari sushi. Namun, sebaiknya hindari sushi ketika sedang hamil dan gunakan ikan lakto-fermentasi lainnya.

- Salah satu aspek kehamilan yang paling dikeluhkan, yakni Ibu tidak dapat mengonsumsi makanan sehat sesuka Ibu selama trimester pertama karena mual-hamil. Jika tidak yakin seberapa banyak makanan yang tersimpan atau hilang karena mual dan muntah, minumlah (dengan sedotan) susu mentah yang dihangatkan dan dicampur sirup maple atau kayu manis secara teratur sepanjang hari. Cara ini pun membantu mencegah muntah dan menghilangkan mual. Opsi lain untuk melawan mual secara alami adalah bir pahit Swedia atau air dicampur sedikit cuka. Andai Ibu tak sanggup menelan makanan, buatlah sumsum tulang, tambahkan berbagai sayuran dan irisan daging jeroan agar dosis gizi harian Ibu terpenuhi.

Sebelum kita lanjutkan dengan aspek khusus mengenai tiap unsur gizi yang harus disertakan dalam makanan masa hamil, pertimbangkan beberapa pedoman tentang makanan sehat, yang baik bagi janin maupun diri Ibu. Pedoman ini juga akan membantu Ibu menentukan poin khusus yang akan dipilih dari sekian rekomendasi yang tercantum dalam buku saya. Bahkan sebetulnya, saya telah menyusun pedoman yang dapat digunakan untuk membuat menu kehamilan sendiri berdasarkan prinsip dan rekomendasi tertentu.

Agar tidak bertele-tele, pedoman yang perlu Ibu ikuti selama kehamilan adalah:

- Kenali tipe metabolisme Ibu, lalu makan sesuai apa yang dimakan nenek moyang kita. Untuk sembilan bulan ini, cobalah pikirkan apa yang akan disarankan oleh nenek Ibu lalu pegang teguh saran tersebut tanpa menerapkan pemahaman Ibu tentang makanan modern.

- Beli makanan sehat dan segar secukupnya dan makan sebelum membusuk.

- Setiap gigitan harus bermanfaat. Jadi, makanlah makanan segar kaya gizi. Semakin banyak gizi dalam satu sendok, semakin baik. Hindari jenis makanan kosong kalori seperti tepung putih halus, gula, pati, pewarna, dan penambah rasa buatan.

- Jangan terikat pada konsumsi satu dua jenis buah segar atau sayuran setiap hari. Buatlah target untuk menyantap dalam berbagai pilihan. Ibu bisa merebus, membuat sup, mengukus, atau membuat acar, kalau mau.

- Sumber utama cairan sebaiknya air, jus segar (bukan dari kaleng, atau kemasan tetra, atau botol), atau susu. Jus buah segar olahan dan soda hendaknya dilarang di rumah, setidaknya selama hamil dan mengasuh bayi.

- Pastikan Ibu menyantap banyak makanan fermentasi tradisional agar memperoleh probiotik atau bakteri-baik dalam sistem tubuh. Ini akan membantu meningkatkan daya serap sistem pencernaan dan kemampuan mengasimilasi lebih banyak zat gizi dari makanan.

- Jangan lupa makan sumsum dari tulang ikan, ayam, sapi, atau domba. Gunakan masakan ini untuk meningkatkan kualitas gizi makanan.

- Hilangkan efek asam fitat dengan mengecambahkan biji-bijian utuh lebih dahulu.

- Konsumsi lemak sehat, seperti minyak zaitun ekstra murni, mentega, minyak biji rami, minyak kelapa, dan minyak lainnya yang tidak mengalami pemurnian kimiawi. Lemak sehat dapat pula dikonsumsi dalam bentuk lemak hewani dari ternak yang dipelihara di alam bebas.

Semua kita tahu bahwa begitu Ibu mengandung, suatu kehidupan dimulai. Gizi yang tepat diperlukan untuk menumbuhkan kehidupan unik ini dan membantunya berkembang sewajarnya. Tidak cukup rasanya menekankan pentingnya gizi selama hari-hari awal janin dalam kandungan. Entah disadari atau tidak, inilah tahap yang menentukan masa depan banyak orang sebagai bayi, anak-anak, remaja, dan orang dewasa. Gizi memengaruhi otak, ginjal, sistem kardiovaskular, dan tingkat risiko penyakit degeneratif yang akan dihadapi.

Zigot (kombinasi sperma dan sel telur) bergerak ke dalam rahim untuk menetap di sana dalam tujuh hari pertama konsepsi. Setelah itu, disebut embrio. Mengagumkan bahwa ternyata jantung embrio berkembang dalam 23 hari dan gelombang otak dapat direkam pada saat embrio berumur 40 hari. Dalam waktu tujuh minggu embrio mampu menyentuh, mengerutkan kening, menghisap jari, dan tersedak. Setelah delapan minggu, embrio mengembangkan organ tertentu dan kemudian disebut janin. Pada saat ini, janin memiliki sekitar 4 ribu dari total 4,5 ribu struktur tubuh, dan ia dapat menghisap ibu jari, jumpalitan, dan memegang tali pusat.

Setelah memasuki trimester ketiga, janin dapat bertahan hidup di luar rahim, andaikan lahir prematur. Janin, khususnya sistem kerangka, bertumbuh pesat pada bulan terakhir. Semua pertumbuhan dan perkembangan ini membutuhkan nutrisi yang tepat.

Sekiranya Ibu bertanya-tanya mengapa kita beralih membahas perkembangan janin dalam bab gizi, perlu dijelaskan bahwa embrio, janin, dan bayi membutuhkan berbagai tingkat gizi sesuai tahap perkembangannya. Karena itu, jenis makanan Ibu pun berbeda. Meskipun harus makan makanan bergizi selama sembilan bulan, Ibu perlu memperhatikan jenis makanan sesuai tiap tahap kehamilan.

Makanan Primitif Masa Hamil

Berdasarkan kajian tentang budaya primitif dan tradisional, Weston A. Price Foundation telah memahami sejumlah hal mendasar menyangkut pola makan kelompok ini. Semua masyarakat yang tinggal dekat laut memastikan bahwa wanita mereka mengonsumsi telur ikan. Susu juga dikonsumsi dari sapi gembalaan dan benar-benar dianjurkan agar wanita mereka mengandung di saat terdapat banyak hijauan. Dalam budaya tertentu, pria dan wanita diharapkan mengonsumsi susu yang berkualitas selama beberapa bulan sebelum menikah.

Daging jeroan, seperti tiroid rusa, kepiting laba-laba, dan hati, jelas bagian dari makanan masa hamil. Tanaman pangan lokal, lemak, dan kaldu tulang juga dikonsumsi selama kehamilan.

Walaupun kandungan bahan makanan primitif tidak berdasarkan penelitian, terdapat banyak kecerdasan, pengetahuan, dan kejeniusan di dalamnya. Kini dapat diketahui bahwa telur ikan kaya akan vitamin B12, kolin, selenium, kalsium, magnesium, asam lemak omega-3, dan kolesterol.

Dengan pengetahuan dasar yang ada, coba kita perhatikan nutrisi dan makanan tertentu yang bagus untuk wanita hamil pengidap skoliosis.

Vitamin A

Vitamin A diperlukan untuk pertumbuhan janin sehingga diferensiasi sel, jaringan, dan organ dapat terjadi secara memadai. Vitamin A juga membantu dalam pengembangan sistem komunikasi antara berbagai organ dan otak karena menciptakan jaringan saraf yang diperlukan dalam komunikasi ini. Selain itu, kekurangan vitamin A juga dapat menyebabkan penurunan jumlah nefron dalam ginjal, menyebabkan lemah ginjal pada tahap berikutnya. Vitamin A juga diperlukan untuk perkembangan sel rambut dalam paru.

Kekurangan vitamin A selama kehamilan dapat menyebabkan sejumlah besar kondisi tertentu pada janin. Keturunan Ibu mungkin mengalami cacat mata, kelainan ginjal, bibir sumbing, langit-langit sumbing, kelainan jantung, atau paru-paru Pada hewan percobaan, terbukti dapat menyebabkan aborsi spontan, cacat mata berbagai derajat, lengkungan gigi, distorsi bibir, kelainan ovarium, testis, dan ginjal, his berkepanjangan, dan bahkan, kematian ibu.

Kadar RDA vitamin A 2600 IU per hari yang telah diresepkan untuk wanita hamil, lebih tinggi hanya sekitar 300 IU daripada yang dinyatakan untuk wanita tidak hamil. Walaupun jumlah kandungan vitamin A dalam diet primitif masa hamil tidak diketahui, diperkirakan zat gizi tersebut dikonsumsi sebanyak 20.000 IU lebih. Asumsi ini didasarkan pada kadar minyak hati ikan Kod, susu, mentega, dan telur yang dikonsumsi sebagai bagian dari diet kehamilan.

Yang aneh ialah bahwa sistem medis modern memperingatkan wanita hamil agar jangan terlalu banyak mengonsumsi vitamin A karena beberapa klaim bahwa kelebihannya dapat menyebabkan cacat lahir. Barangkali, kita perlu bertanya mengapa wanita hamil dari masyarakat tradisional tidak memiliki anak dengan tingkat cacat lahir tinggi jika mereka mengonsumsi vitamin dalam jumlah banyak seperti itu.

Faktanya ialah bahwa pengamatan terhadap kelebihan konsumsi vitamin A melalui diet telah dilakukan atas dasar studi tunggal, yang dilakukan oleh para ilmuwan dari *Institute of Medicine* yang dipimpin oleh dr. Kenneth Rothman dari Boston, yang diterbitkan pada 1995. Ada banyak hal yang tidak tepat dalam kajian itu. Misalnya, jumlah vitamin A dihitung berdasarkan jumlah yang tersimpan dalam hati. Jumlah ini dikalikan dua (karena hati dianggap menampung sekitar setengah vitamin A tubuh), dan mereka juga membagi penyerapan vitamin A atas jumlah hari pada trimester terakhir (ketika vitamin A diharapkan terakumulasi).

Para peneliti di *Institute of Medicine* berasumsi bahwa jumlah vitamin A yang ditemukan pada janin dapat digunakan selama beberapa hari untuk perkembangan. Namun, sifat vitamin A sedemikian sehingga tidak dimaksudkan untuk disimpan, melainkan digunakan. Para ilmuwan juga tidak memiliki petunjuk tentang masa depan kesehatan anak dalam setiap cara yang mungkin. Penelitian ini juga mengamati lebih dari 23 ribu wanita yang mengonsumsi lebih dari 10.000 IU vitamin A dan keturunan mereka lebih berisiko (4,8 kali) cacat lambang-saraf-tengkorak. Banyaknya vitamin A yang dikonsumsi para wanita ini juga diperoleh dari pil dan suplemen, dan secara tidak langsung dari makanan.

Bertentangan dengan studi tersebut, ada rangkaian penelitian yang lebih besar yang dilakukan untuk membuktikan bahwa mengonsumsi vitamin A dalam jumlah yang lebih banyak tidak berbahaya. Berbagai studi ini menjadi studi acuan untuk cacat lahir di antara insidensi cacat lahir umumnya. Insidensi cacat lahir berkisar dari 3 sampai 4 persen, dan di kalangan mereka yang mengonsumsi banyak vitamin A, cacat ini sekitar 3 persen, suatu angka yang berada di dasar spektrum.

Vitamin E

Pada 1922, vitamin E disebut "Faktor X Kesuburan" karena ditemukan bahwa tikus tidak bisa bereproduksi tanpa vitamin E. Terlepas dari kenyataan ini, para ilmuwan belum dapat memastikan mengapa vitamin E mutlak dibutuhkan selama kehamilan.

Hanya karena para ilmuwan belum bisa membuktikan, tidak berarti kita tidak bisa melihat adanya kenyataan seperti itu. Vitamin E penting untuk reproduksi manusia. Beberapa sumber utama vitamin E ialah kacang-kacangan, biji-bijian, buah-buahan segar, dan sayuran.

Vitamin D

Ketika Ibu mencapai trimester ketiga, banyak pertumbuhan akan mulai terasa dan terlihat jelas dari luar. Kerangka janin pun sedang bertumbuh menjadi lebih besar dan lebih kuat. Dalam enam minggu terakhir kehamilan, sekitar separuh dari kalsium yang dimiliki janin pada saat kelahirannya terserap ke dalam kerangkanya sehingga vitamin D penting untuk periode ini. Ada pula beberapa bukti bahwa vitamin D membantu perkembangan paru dan berinteraksi dengan vitamin A untuk pertumbuhan yang adekuat, selain bahwa kadar vitamin D dalam darah bayi hampir sebanyak kalsium pada ibunya.

Bertahun-tahun, banyak studi telah dilakukan, tetapi hanya ada sedikit kejelasan tentang cara kerja vitamin D. Hal ini karena, sementara satu studi menjelaskan cara kerja vitamin D, kajian lain segera menyangkal temuan itu.

Pada 1997, *Institute of Medicine* menyatakan bahwa terjadi transfer minimal vitamin D dari ibu kepada janin. Mereka juga menyatakan bahwa wanita yang tidak hamil tidak perlu menggunakan vitamin D lebih dari yang diperlukan. Kesimpulan ini tampaknya sangat tak logis karena rata-rata jumlah vitamin D yang direkomendasikan (200 IU per hari) untuk wanita sebenarnya rendah. Yang lebih mengejutkan lagi, yakni *American Academy of Pediatrics' Committee on Nutrition and its Section on Breastfeeding* menyatakan bahwa 400 IU vitamin D yang semula direkomendasikan berubah menjadi 200 IU, jumlah yang dianjurkan oleh *Institute of Medicine*.

Bahkan, lebih mengejutkan lagi bahwa bayi diharapkan tidak terkena matahari, dan berpakaian lengkap jika dijemur di matahari. Mereka pun menyatakan bahwa ASI miskin vitamin D, tanpa penjelasan lebih lanjut. Pedoman yang bertentangan menyangkut asupan vitamin D lebih rendah oleh para ibu dan rekomendasi agar bayi dijauhkan dari matahari sebetulnya semakin membingungkan.

Weston A. Price Foundation yang telah melakukan banyak kajian empiris tentang kebudayaan primitif merekomendasikan 2000 IU vitamin D per hari, yang dapat di diperoleh dari minyak hati ikan Kod, kerang-kerangan, mentega dan lemak babi. Anak-anak di Finlandia yang diberi suplemen 2000 IU vitamin D dalam tahun pertama menghilangkan risiko diabetes tipe 1 selama 30 tahun. Kajian ini dilakukan pada 10 ribu orang anak.

Vitamin K

Tidak banyak ilmuwan yang memahami betul cara kerja vitamin K dalam tubuh atau caranya membantu pertumbuhan janin. Para profesional menduga bahwa sejumlah protein-terikat vitamin K, seperti protein GLA dan protein GLA matriks tulang, membantu menyimpan garam kalsium pada tempatnya, yakni dalam tulang dan bukan pada area pembentukan jaringan lunak. Enzim pengaktif protein-terikat vitamin K terdapat dalam janin sejak trimester pertama.

Walaupun tidak kita ketahui peran vitamin K dalam perkembangan janin, kita tahu bahwa masalah serius dapat timbul jika terjadi kekurangan atau penyumbatan yang tidak memungkinkan Ibu menggunakan vitamin K. Bila seorang Ibu memakai obat yang disebut Warfarin selama kehamilan, ia akan belajar tentang hal ini dengan cara yang buruk. Obat-obatan yang mungkin digunakannya untuk menghalangi mekanisme normal pembekuan darah akan menyebakan kekurangan vitamin K. Bayi yang lahir dari ibu seperti itu akan memiliki hidung buntung dengan perkembangan rongga dan plak pada spina, menyebabkan quadriplegia.

Dari contoh ini jelas bahwa vitamin K sangat dibutuhkan untuk ketepatan proporsi sistem kerangka dan sistem saraf. Dikatakan bahwa mereka yang mendapat suntikan vitamin K, dapat mengangkut nutrien ini ke plasenta; yang kemudian melepaskannya ke dalam janin, sesuai kadar yang diperlukan. Beberapa makanan yang mengandung banyak vitamin K adalah hati angsa, *natto*, dan keju. Mentega dan kuning telur juga mengandung vitamin K dalam jumlah tertentu.

DHA

DHA atau asam dokosaheksanoat, seperti fosfatidilserin sangat penting untuk pembentukan neuron dan lipida otak. DHA juga menjadi pratanda bagi senyawa yang disintesis untuk melindungi neuron apabila diserang oleh radikal bebas akibat stres. DHA dapat dibuat dalam tubuh janin, bayi, dan orang dewasa dari asam lemak omega-3 dan asam linolenat-alfa yang ditemukan dalam minyak nabati. Tingkat konversinya hanya satu persen dalam janin dan tetap sebanyak itu seumur hidup. Janin menerima dan menyimpan DHA dari ibu di dalam otaknya. DHA ini juga banyak tersedia dalam minyak hati ikan Kod dan lemak ikan.

Folat

Peran folat dalam kehamilan mungkin paling familiar bagi banyak orang. Folat adalah sejenis vitamin B yang diperlukan untuk produksi DNA secara tepat, dan semua kita tahu bahwa DNA baru perlu diproduksi demi pertumbuhan bayi. Folat juga membantu mencegah kerusakan saraf, meningkatkan berat anak, dan mencegah aborsi spontan, hambatan mental, dan deformasi mulut.

Kadar folat yang dianjurkan selama kehamilan sekitar 600 mikrogram per hari. Mereka yang menganjurkan kadar ini juga menyatakan bahwa kadar yang lebih tinggi dapat menurunkan jumlah sel darah merah ibu. Juga disimpulkan bahwa separuh dari jumlah yang diperlukan berasal dari makanan dan sisanya dari suplemen.

Ternyata, jumlah folat yang diserap oleh tubuh sangat tergantung pada banyaknya zat seng yang ada. Di samping itu, folat sintetis perlu diubah menjadi folat yang dapat dimanfaatkan. Perubahan ini biasanya dibatasi hingga 200 mikrogram per dosis tunggal. Seiring waktu, kemampuan ini mungkin juga berkurang hingga level yang lebih rendah. Makanan kaya folat meliputi hati, legum, dan sayuran hijau.

Kolin

Asupan rendah kolin terkait dengan tingkat risiko yang lebih tinggi (empat kali) mengalami cacat tube neural. Kolin berkaitan erat dengan folat karena dapat diubah menjadi senyawa yang disebut betain yang berperan sebagai pengganti folat dalam beberapa reaksi.

Selain itu, perlu diketahui bahwa kolin terlibat langsung dalam perkembangan otak janin. Perkembangan neuron kolinergik yang berlangsung sejak hari ke 59 kehamilan hingga akhir bulan ketiga memerlukan kolin. Elemen ini perlu disediakan bagi anak Ibu, bahkan setelah kelahirannya – sedikitnya hingga ia berumur empat tahun, ketika pembentukan dan pembedaan neuron dan sinapsis sudah lengkap.

Percobaan terhadap tikus yang diberi pakan tinggi kolin menunjukkan bahwa tikus ini menghasilkan keturunan dengan dengan jarak penglihatan dan memori pendengaran 30 persen lebih tinggi. Anak tikus diamati hingga tua dan terlihat tidak mengalami kelemahan terkait usia tua, dan jauh lebih ulet terhadap serangan racun saraf.

Walaupun porsi kolin yang direkomendasikan RDA untuk wanita hamil sebanyak 425 milligram per hari, kajian di atas menunjukkan bahwa tiga kali dari porsi ini dapat memberikan manfaat jangka panjang kepada keturunan kita. Beberapa makanan yang dapat dimakan untuk memperbesar asupan kolin antara lain hati, kuning telur, daging, kacang-kacangan, dan polong-polongan.

Glisin

Salah satu asam amino, glisin, dapat menjadi faktor pembatas proses sintesis protein. Janin dapat mengambil glisin entah langsung dari darah ibu atau dapat memanfaatkan folat untuk mengubah serin. Penting bagi ibu untuk mengasup glisin secukupnya dari sumsum kulit dan tulang.

Banyak orang percaya bahwa fokus yang diberikan pada gizi tidak merata selama kehamilan. Wanita yang takut berat badannya bertambah dan ingin tetap menjalankan dengan diet penurun berat badan yang tidak sehat, bahkan selama kehamilan, mulai meyakini mitos bahwa pertumbuhan bayi bergantung pada gugus gen mereka. Dalam hal ini, mereka betul, tetapi hanya sebagian kecil. Sejatinya, gen membatasi sejauh mana pertumbuhan dan perkembangan bagian tubuh tertentu. Namun, jika janin tidak diberi asupan nutrisi dan mineral yang tepat, kemungkinan besar ia akan mengalami semacam kekurangan, kelainan bentuk, atau hambatan.

Dalam suatu studi pada 1995, 62 kasus pemberi sel telur dikaji. Menarik untuk disimak bahwa berat lahir seorang bayi tidak berkorelasi dengan berat badan pihak pemberi sel telur, tetapi dengan berat penerima sel telur. Alasannya cukup mudah dipahami. Lingkungan tempat janin bertumbuh menentukan tingkat pemenuhan kebutuhan gizinya. Jika Ibu mengonsumsi kurang dari 25 gram protein dan lebih dari 265 gram karbohidrat dalam tahap terakhir kehamilan, akan terjadi kekurangan berat bayi baru lahir. Jenis gizi yang disediakan pada trimester terakhir ini juga terkait erat dengan tekanan darah tinggi pada usia 40 tahun ke atas.

Asam Lemak

Banyak peneliti merasa bahwa kebutuhan akan asam lemak jauh lebih tinggi pada pria. Tetapi, tidak banyak yang berbicara tentang lebih dari 300 kajian Medline mengenai kebutuhan dan status Asam Lemak Esensial (ALE) di kalangan wanita selama masa reproduksi. Berbagai kajian telah menunjukkan bahwa kadar ALE pada wanita sangat penting untuk reproduksi dan laktasi.

Syarat asupan ALE untuk wanita hamil diperkirakan sekitar 6 persen dari total asupan kalori. Bahkan, sedikit kekurangan dapat mengganggu pertumbuhan janin. Walaupun beberapa laporan, seperti Laporan FAO/WHO Roma merekomendasikan peningkatan total konsumsi lemak, khususnya di negara-negara yang mengalami gizi buruk, WHO masih melaporkan adanya kekurangan asupan lemak di sebagian besar negara berkembang.

ALE-rantai panjang (*elongated EFA*) merupakan prasyarat hormon prostaglandin yang diperlukan untuk menjaga kehamilan. Para peneliti juga melaporkan bahwa ada penurunan signifikan ALE-rantai panjang selama kehamilan dan diikuti dengan peningkatan besar, khususnya, kebutuhan akan DHA. Karena itu, suplementasi ekstra merupakan salah satu aspek penting kesehatan kehamilan. Peneliti Belanda, Dr. Gerard Hornstra menyatakan secara khusus bahwa perempuan harus mengurangi konsumsi asam lemak-trans dari 'hidrogenasi industri terhadap minyak yang dapat dimakan'.

Beberapa sumber andalan asam lemak omega-3 panjang meliputi ikan berlemak, seperti salmon dan tuna, ikan Kod, dan kuning telur. Daging jeroan ayam dan ternak gemukan rumput juga dapat digunakan.

Vitamin B6

Peran vitamin B6 dalam kehamilan telah banyak berkurang hingga titik tertentu. Sering, wanita diminta untuk meningkatkan asupan kaya zat besi atau diberi suplemen zat besi agar tidak mengalami risiko kurang darah selama kehamilan. Ternyata, kadar zat besi dan vitamin B6 turun drastis selama trimester ketiga dan ada kemungkinan besar terjadi bersamaan dengan anemia kekurangan vitamin B6. Ini dapat terjadi, sekalipun Ibu mendapat pasokan zat besi yang memadai dalam darah.

Anemia selama kehamilan dapat memengaruhi perkembangan mental janin. Berdasarkan tes darah dan laporan, anemia karena kekurangan vitamin B6 tidak dapat dibedakan dari anemia karena kekurangan zat besi.

Apabila ibu hamil memiliki kadar vitamin B6 rendah, ada kemungkinan kadar vitamin B6 dalam ASI juga rendah. Tubuh tidak memiliki kemampuan untuk mengatur vitamin B6 dalam ASI dengan proporsi yang lebih besar. Ini berarti wanita yang tidak mendapat cukup asupan vitamin B6 tidak akan mampu menghasilkan ASI sesuai kebutuhan. Sekelompok peneliti menyimpulkan bahwa minimal 3,5 hingga 4,9 mg vitamin B6 diperlukan untuk mempertahankan kadar vitamin B6 yang memadai dalam ASI. Takaran ini dua kali lipat dari porsi Asupan Harian Yang Direkomendasikan.

Karbohidrat

Karbohidrat terutama terdiri dari pati, gula, selulosa, dan getah. Sebelum mulai memahami baik tidaknya konsumsi karbohidrat selama kehamilan, perlu diketahui bahwa ada dua macam karbohidrat –sederhana dan kompleks. Karbohidrat sederhana ditemukan dalam manisan, buah-buahan, dan makanan panggang, sementara karbohidrat kompleks terdapat dalam sayuran, kedele, gandum, dan kacang-kacangan. Karbohidrat sederhana sering dianggap sumber energi. Karbohidrat kompleks memerlukan lebih banyak waktu untuk dicerna.

Tak diragukan lagi bahwa karbohidrat menyediakan energi untuk tubuh. Benar pula bahwa karena dicerna bersama glukosa penghasil energi, terjadi pula produksi hormon insulin, adrenalin, dan kortisol. Senyawa ini dapat menyebabkan masalah dan penyakit seperti diabetes, kanker, serangan jantung, komplikasi jantung, gangguan pembuluh darah, gangguan saraf dan sebagainya. Kita pun tahu bahwa senyawa ini memiliki efek samping terhadap kesehatan tulang.

Spesialis gizi, dr. Loren Cordain, percaya bahwa dua sampai tiga porsi biji-bijian setiap hari merupakan porsi makan maksimum yang diperlukan seseorang.

Barangkali, pernah kita dengar kalau banyak tentara-perang salib vegetarian mengatakan bahwa manusia tidak seharusnya makan daging dan pada dasarnya, diciptakan untuk makan tumbuhan. Tetapi, sejarah berkata lain. Sistem tubuh kita tidak ditujukan untuk mengonsumsi makanan tinggi karbohidrat, melainkan makanan tinggi protein. Ini dapat dipastikan dengan melihat beberapa studi fosil yang menunjukkan adanya penurunan bentuk tubuh manusia petani awal dan angka kematian yang lebih tinggi dalam komunitas yang baru diperkenalkan dengan pola hidup berbasis pertanian.

Dalam kata-kata Dr. Joseph Brasco, seorang dokter:

"Dalam suatu tinjauan terhadap 51 referensi yang meneliti populasi manusia dari seluruh dunia dan dari berbagai kronologi ketika mereka beralih dari pemburu-pengumpul menjadi petani, seorang peneliti menyimpulkan bahwa ada penurunan secara keseluruhan, baik kualitas maupun kuantitas hidup. Sekarang, ada bukti empiris dan klinis mendasar untuk menunjukkan bahwa banyak perubahan yang merusak ini secara langsung berhubungan dengan dominasi makanan berbasis sereal pada manusia pertanian awal tersebut. Dari perspektif biologi, karena 99,99% gen kita terbentuk sebelum perkembangan pola hidup pertanian, kita masih merupakan pemburu-pengumpul."

Kita hanya harus melihat perubahan yang telah terjadi pada pola makan kita untuk memahami banyaknya komplikasi kehamilan yang dialami wanita. Makanan manusia tradisional dan primitif penuh dengan protein yang diperoleh dari makanan laut dan daging. Namun kenyataannya, wanita primitif melakukan semua pekerjaan rumah tangga sendiri. Mereka tidak memiliki pengasuh untuk mengurus anak-anak mereka. Mereka tidak memiliki mesin pencuci piring dan mesin cuci, dan karena itu tetap sibuk dan bergerak. Mereka tidak berisiko menjadi gemuk seperti kita hari ini dengan semua gadget yang membantu kita menyelesaikan tugas-tugas kita.

Aktivitas fisik kita telah berkurang dan waktu luang kita telah digantikan dengan aktivitas yang tidak memerlukan banyak tenaga. Duduk di depan komputer dan berinternet, atau menyelesaikan pekerjaan tidak memerlukan banyak gerak fisik dibanding membersihkan rumah dan mengurus anak-anak.

Dengan kurangnya gerak badan dan bertambahnya jumlah karbohidrat dari konsumsi makanan olahan dan bijian rafinasi, terjadi lebih banyak sekresi insulin. Walaupun insulin membantu dalam metabolisme gula, insulin pun merangsang akumulasi lemak di sekitar pinggang. Insulin merangsang selera dan meningkatkan peluang penyakit jantung, skoliosis, dan kanker. Insulin juga diketahui meningkatkan produksi protein C-reaktif yang mempercepat inflamasi dan penuaan. Insulin kadar tinggi dalam darah mungkin juga menyebabkan ketidakmampuan menyimpan kalsium dan magnesium, menyebabkan banyak kerusakan pada tulang.

Porsi konsumsi gula saat ini menimbulkan banyak masalah bagi semua orang, khususnya wanita hamil. Walaupun tiada yang salah dengan gula itu sendiri, jenis makanan kaya-karbohidrat yang kita santap sudah kehilangan semua protein, vitamin, dan mineral. Mencerna gula rafinasi tanpa disertai zat gizi lainnya adalah mustahil. Metabolisme karbohidrat yang tak sempurna ini menyebabkan produksi asam piruvat yang mulai menumpuk di otak, sistem saraf pusat, dan sel darah merah. Metabolit beracun ini merusak dan mematikan sel respirasi.

Kelebihan porsi karbohidrat merupakan penyebab utama obesitas yang sedang terlihat di seluruh dunia. Semua orang tampaknya menyalahkan kandungan lemak dalam makanan mereka untuk fenomena ini. Kalau Ibu bisa memangkas gula dari makanan dan mengonsumsi gandum (bukan yang halus), dapat dipastikan bahwa Ibu akan tetap sehat, bugar, dan bebas toksin.

Juga, sangat penting untuk dipahami mana yang baik dan tidak baik untuk tubuh. Banyak orang bingung dengan label "tanpa gula" dan menganggapnya sebagai pilihan sehat. Tetaplah waspada terutama ketika sedang hamil karena makanan semacam itu di rak supermarket dapat mengandung aditif dan derivatif yang tidak dapat dikonsumsi. Sejumlah makanan tersebut mengandung aspartam, pengganti gula yang diketahui dapat menimbulkan kanker.

Makanan lain yang berlabel sirup jagung, minyak jagung, tepung jagung, pati jagung, getah xanthan, dan maltodekstrin juga sama bahayanya bagi Ibu dan bayi. Pemanis jagung sedang merajalela di dunia Barat sebagai pengganti gula, tetapi telah mendapat lumayan banyak celaan. Saat ini, pemanis jagung merupakan salah satu alasan utama penyebab obesitas dan diabetes.

Kelebihan karbohidrat menghasilkan lebih banyak insulin yang akan menyebabkan tubuh menghasilkan kortisol secara berlebihan, mengakibatkan demineralisasi tulang. Apabila mineral tulang hanyut bersama jaringan ikat, akibatnya ialah osteoporosis dan penyakit cakram degeneratif. Mengingat skoliosis dan tahap kehidupan yang sedang Ibu jalani, kesehatan tulang dan kesehatan menyeluruh sangat penting bagi Ibu agar mampu mengandung selama sembilan bulan penuh, dengan sedikit penderitaan.

Selain itu, ketika menentukan diet kehamilan, perlu diketahui bahwa suplementasi kalsium dan magnesium melalui susu, yogurt, dan produk susu tidak banyak membantu karena asupan karbohidrat tambahan terus menghilangkan mineral tubuh, seperti kalsium, magnesium, mangan, kromium, seng, kobalt, dan tembaga. Penyebab utamanya ialah bahwa proses pencernaan gula menimbulkan keasaman dalam sistem, yang mengakibatkan penyusutan mineral esensial tersebut.

Namun, ini bukan berarti tubuh tidak membutuhkan karbohidrat. Sayuran merupakan sumber karbohidrat terbaik yang kita butuhkan. Karena sayuran mengandung banyak serat, pencernaan Ibu menjadi lebih lambat. Walaupun penjelasan ini berlaku juga untuk wortel dan jagung, namun tidak berlaku untuk kentang, terutama jika digoreng-selam (seperti pada *french fries*). Kentang mengandung sangat banyak karbohidrat, tetapi kurang serat untuk memperlambat proses pencernaan.

Sayuran organik merupakan opsi terbaik. Pastikan untuk membeli produk organik segar. Jika tidak tersedia di tempat Ibu, sebaiknya pilih buah-buahan dan sayuran segar. Sayuran kaleng dan bekuan, bukan pilihan sehat.

Mitos lain yang perlu diperhatikan, yaitu semua buah sehat adanya. Tidak diragukan bahwa buah merupakan sumber serat dan mineral yang dibutuhkan selama kehamilan. Tetapi, harap diingat bahwa buah mengandung banyak fruktosa, dan fruktosa adalah gula. Karena itu tubuh merespons fruktosa sama seperti merespons gula. Jadi, walaupun sebaiknya mengonsumsi buah selama kehamilan, tidak perlu dalam jumlah besar.

Protein

Semua orang tahu bahwa protein penting untuk pertumbuhan dan pemulihan tubuh. Karena itu, protein disebut 'zat pembangun' tubuh, gizi pertumbuhan dan perbaikan. Protein sebetulnya merupakan asam amino yang saling bertautan dalam berbagai kombinasi untuk membentuk enzim yang dapat digunakan untuk berbagai fungsi.

Walaupun sayuran mengandung asam amino, hanya produk hewani yang dapat menyediakan delapan asam amino esensial. Polong-polongan mengandung banyak protein, serat, dan mineral, tetapi tidak mengandung seluruh asam amino esensial yang dibutuhkan tubuh. Karena itu, protein hewani sangat penting untuk memperoleh nutrisi protein secara komplit.

Banyak orang mungkin mewanti-wanti tentang bahaya terlalu banyak makan daging sapi atau daging merah. Masalahnya tidak terletak pada daging, melainkan pada cara daging diproses dan disajikan kepada kita. Sampai pertengahan abad ke-20, sapi yang disembelih untuk daging konsumsi diberi pakan rumput. Sapi-sapi ini dipelihara selama empat hingga lima tahun. Tetapi belakangan ini, sapi diberi pakan jagung atau gandum dan siap dipasarkan dalam 14 sampai 16 bulan. Ini bagus untuk bisnis, namun tentu tidak untuk orang yang mengonsumsi daging semacam ini.

Sapi yang diberi pakan bijian dan jagung, lebih mungkin mengalami sejumlah penyakit. Sapi tergolong hewan ruminansia dan sistem tubuhnya tidak diciptakan untuk mencerna bijian. Perutnya memiliki cairan untuk fermentasi rumput, bukan bijian. Sapi yang diberi pakan rumput juga lebih kurus, tetapi dagingnya mengandung asam lemak omega-3 yang dibutuhkan ketika hamil.

Protein yang akan dikonsumsi ketika hamil sebaiknya berasal dari makanan laut dan daging sapi gemukan-rumput. Yang terakhir ini telah terbukti sebagai sumber asam lemak omega-3, asam linoleat terkonjugasi, beta karotin, vitamin A, dan vitamin E kadar tinggi, serta tanpa risiko terinfeksi penyakit sapi.

Demikian pula, tidak diragukan lagi bahwa ikan dan seafood merupakan sumber protein terbaik bagi ibu hamil. Sekali lagi, masalahnya bukan pada ikan, melainkan pada cara ikan dipelihara dan dikembangkan. Sebagian besar ikan yang terlihat di supermarket cenderung berasal dari perikanan budi-daya. Karena berkaitan dengan laba, banyak ikan yang dibudidayakan dalam kolam berukuran kecil. Kelebihan populasi dalam kolam kecil dapat menimbulkan penyakit dan cedera pada ikan. Agar tidak terinfeksi, ikan ini diberi pakan yang mengandung antibiotika dan zat kimiawi. Bahkan, ada yang diberi hormon dan obat-obatan, dan ada yang dimodifikasi secara genetik. Berbagai trik lain juga digunakan para petambak ini untuk memerahkan daging ikan supaya lebih laris dan mahal. Misalnya, salmon budi-daya diberi bahan kimia kantaxantin dan astaxantin untuk mengubah dagingnya menjadi merah muda. Padahal, ikan salmon di laut lepas memakan udang besar dan kecil, yang menjadikan dagingnya merah muda secara alami tanpa bahan kimia. Ikan yang paling aman untuk dikonsumsi bila tidak tersedia ikan non budi-daya antara lain: Salmon Pasifik, Kakap, Bandeng Bergaris, Sarden, Haddock (sj. ikan Putih) dan Flounder Pasifik

Sumber protein lainnya adalah telur. Kalau ada yang menyarankan Ibu menjauhi telur karena mengandung kolesterol atau penyakit jantung, abaikan saja nasihat seperti itu. Telur adalah sumber segala jenis vitamin kecuali vitamin C. Dalam telur terdapat banyak vitamin A dan D larut-lemak yang melawan radikal bebas. Telur juga kaya protein: zat pembangun yang dibutuhkan dalam jumlah besar untuk janin.

Di samping itu, hendaknya waspada terhadap telur tiruan. Pastikan bahwa telur yang dimakan sewaktu hamil berasal dari ayam kampung dan berupa telur rebus atau 'telur goreng satu sisi' karena bagian kuningnya tidak bercampur (oksidasi) dengan bagian putih.

Lemak

Ada begitu banyak mitos mengenai lemak sebagai salah satu unsur piramida makanan, maka penting pula untuk dibahas. Jadi, di bawah ini terdapat beberapa isu yang mungkin sudah sering Ibu dengar dan percaya begitu saja.

- *Konsumsi lemak menyebabkan penyakit jantung* — Mereka menganggap lemak hewani, secara khusus bertanggung jawab atas kadar kolesterol dan lemak jenuh mereka. Insidensi penyakit jantung di Amerika bertambah drastis antara periode 1920 dan 1960. Pada periode ini, konsumsi lemak hewani menurun sedangkan lemak sayur terhidrogen dan sayur olahan industri meningkat (USDA-HNIS).

- *Lemak jenuh menyumbat arteri* — Ada studi yang membuktikan bahwa yang menyumbat arteri ialah lemak takjenuh. Proporsinya 74 persen dan sebab itu menentang semua pendapat bahwa lemak jenuh sebagai penyumbat arteri.

- *Lemak hewani menimbulkan kanker* — Untuk mengetahui bahwa ini tidak benar, kita hanya perlu melihat angka penurunan konsumsi lemak hewani di negara bersangkutan. Banyak orang saat ini mengonsumsi sedikit kadar lemak hewani dan relatif banyak yang menjadi vegetarian dan vegan, tetapi insidensi kanker tidak berkurang, justru melambung.

- *Makanan rendah-lemak* membantu Ibu merasa lebih baik — Mitos ini membuat orang bingung soal latihan fisik. Meski latihan fisik rutin akan membantu kita merasa lebih baik, menyantap makanan rendah lemak mengakibatkan depresi, kelelahan, lekas marah, rasa ingin bunuh diri, dan masalah psikologis.

- *Makanan manusia gua: rendah lemak* — Hal ini tak dapat dipungkiri. Orang primitif tidak mengonsumsi lemak terhidrogen, melainkan banyak lemak hewani dari ikan, kerang-kerangan, mamalia laut, burung, babi, domba, kambing, dan kacang-kacangan. (Abrams, *Food & Evolution* 1987).

Dikatakan bahwa ada beberapa jenis lemak yang tidak baik untuk kesehatan. Jenis lemak tertentu inilah, bukan lemak biasa, yang sebenarnya dapat menyebabkan penyakit dan masalah kesehatan, seperti kanker, sakit jantung, lemah sistem imun, kemandulan, ketidakmampuan belajar, masalah pertumbuhan, dan osteoporosis.

Minyak terhidrogen-separuh dan minyak terhidrogen-utuh tidak baik untuk kesehatan. Selain itu, tidak sehat pula minyak cair olahan industri, misalnya minyak kedele, jagung, kembang pulu (*Carthamus tinctorius L.*), biji kapas, dan *Canola*. Bahkan, buruk pula bila memakai ulang lemak dan minyak goreng bekas.

Hidrogenasi membekukan minyak cair, membantu memperpanjang umur-simpan lemak, dan menambah citarasa makanan. Beberapa jenis makanan yang lazim ditambahkan dengan minyak hidrogenasi adalah margarin, produk *bakery*, biskuit, camilan, dan makanan olahan.

Tanyakan semua orang, maka mereka akan mengatakan bahwa lemak jenuh merupakan penyebab semua masalah kesehatan yang sedang dialami seseorang. Tetapi, realitas berbicara lain. Minyak sayur olahan merupakan penyebab utama semua masalah karena mengandung banyak radikal bebas penyebab segala penyakit.

Lemak jenuh baik untuk manusia karena manusia tergolong hewan berdarah panas. Kita tidak berfungsi pada suhu kamar. Lemak ini memberikan kekenyalan yang diperlukan agar sel membran dan jaringan tetap sehat. Lemak jenuh juga meningkatkan imunitas dan memperbaiki tingkat komunikasi antar-sel. Lemak ini membantu paru, ginjal, dan sistem hormon berfungsi dengan baik.

Aspek penting lainnya yang perlu diketahui yaitu lemak sangat membantu kerja sistem saraf. Oleh karena itu, demi kesehatan sistem saraf bayi, lemak jenuh perlu dikonsumsi dalam porsi yang tepat.

Walaupun lemak ibarat setan dalam masyarakat Barat, orang hanya perlu melihat makanan masyarakat Inuit untuk mengetahui kenyataannya. Lebih dari 50 persen asupan kalori harian dalam makanan orang Inuit berasal dari lemak, namun level penyakit jantung mereka tidak berbeda (dan memang lebih rendah) dengan orang Amerika atau Kanada. Sementara itu, yang penting ialah bahwa lemak yang dikonsumsi orang Inuit berasal dari hewan liar dan bukan dari hewan peternakan yang dipelihara dan diberi pakan sarat bahan kimia atau obat-obatan.

Salah satu sumber bagus lemak jenuh adalah kelapa. Di antara tiga tipe lemak jenuh, kelapa memiliki tipe lemak jenuh yang paling sehat. Suatu kajian yang dilakukan pada 2004 dan diterbitkan dalam *Clinical Biochemistry* menunjukkan bahwa minyak kelapa menurunkan total kolesterol dan LDL (kolesterol jahat).

Asam lemak rantai medium (ALRM) yang melimpah dalam minyak kelapa dapat dicerna dengan mudah. Lemak ini langsung menuju hati, dan di situ diubah menjadi energi alih-alih disimpan sebagai lemak. Metode ini mengurangi beban kerja pankreas dan sistem pencernaan.

Sebagian besar riset yang dilakukan oleh Dr. Price dari *Weston A. Price Foundaiton* merujuk pada "aktivator larut-lemak". Aktivator ini berupa vitamin, yaitu vitamin A, D dan K yang berperan sebagai katalis dalam penyerapan mineral. Ini berarti sejumlah besar makanan kita tidak dapat diserap dengan baik kalau kita tidak memiliki "aktivator" tersebut dalam jumlah yang diperlukan. Makanan tradisional mengandung lebih dari 10 kali jumlah nutrien ini.

Bagusnya, riset modern juga memvalidasi temuan Dr. Price. Kita tahu bahwa vitamin A diperlukan dalam metabolisme mineral dan protein serta pencegahan cacat lahir. Juga, baik untuk perkembangan janin dan bayi secara layak, selain produksi hormon stres dan seks, fungsi tiroid, dan kesehatan mata serta tulang.

Vitamin D penting untuk kesehatan tulang, tonus otot, fungsi sistem saraf, kesehatan reproduksi, dan berbagai masalah psikologis. Vitamin K, pada sisi lain, membantu perkembangan skeletal dan reproduksi, dan mencegah pengapuran dan inflamasi arteri. Ada pula keyakinan bahwa vitamin ADEK bekerja secara sinergis.

Apabila Ibu menyantap lemak jenuh bersama vitamin ini, perkembangan fisik dan mental anak Ibu bisa optimal. Vitamin A dapat ditemukan dalam sumber hewani, seperti daging sapi, lemak ikan, minyak hati ikan Kod, kuning telur, dan produk susu. Prasyarat vitamin A adalah beta karotin yang dapat ditemukan dalam sayuran hijau dan sayuran berwarna terang, misalnya wortel. Vitamin D dihasilkan oleh tubuh ketika tubuh terkena sinar matahari. Vitamin K juga dihasilkan oleh tubuh dengan memanfaatkan bakteri bermanfaat yang terdapat dalam usus. Itu sebabnya, ada manfaatnya jika mengonsumsi makanan fermentasi, seperti natto dan kefir. Makanan lain yang mengandung vitamin K antara lain kubis, kol kembang, bayam, dan brokoli.

Probiotik

Probiotik sangat penting jika ingin tetap bebas-penyakit selama masa kehamilan. Ini karena sekitar 80 persen dari sistem imun berpusat di saluran pencernaan. Ada lebih dari 500 spesies bakteri yang hidup dalam saluran ini pada waktu tertentu. Ada sekitar 100 triliun bakteri hidup di dalam tubuh kita atau lebih dari 10 kali jumlah sel tubuh.

Keseimbagan ideal antara bakteri baik dan jahat adalah 85% dan 15%. Probiotik membantu meningkatkan jumlah bakteri baik, karena itu menjaga keseimbangan flora dalam tubuh. Orang telah memanfaatkan makanan fermentasi seperti yogurt untuk meningkatkan jumlah bakteri baik dalam tubuh. Di India, setiap kali sebelum makan, orang masih mengonsumsi minuman berbahan yogurt yang disebut lassi. Orang Bulgaria juga mengonsumsi banyak susu fermentasi dan kefir, dan mereka terkenal berumur panjang. Dalam budaya Asia, fermentasi acar kubis, lobak, terong, timun, bawang merah, labu, dan wortel masih lumrah.

Bersama probiotik, Kefir mengandung Triptofan, salah satu asam amino terkenal karena efek relaksasi pada sistem saraf pusat. Kefir juga mengandung sejumlah besar kalsium, magnesium, dan kaya vitamin B12, B1, dan vitamin K. Makanan fermentasi atau makanan biakan adalah makanan yang sebagian dicerna oleh enzim, fungi atau bakteri baik. Ini menjadikan zat gizi dalam makanan lebih bio-available daripada sebaliknya.

Membuat makanan biakan, seperti asinan kubis, tidak sulit. Ibu dapat mencabik kubis dan sayuran lainnya lalu memasukkannya ke dalam wadah tertutup rapat. Biarkan terjadi fermentasi selama beberapa hari dalam suhu kamar. Selama tahap fermentasi, gula akan berubah menjadi pati dan asam laktat. Setelah fermentasi, tingkat fermentasi dapat dikurangi dengan memasukkannya dalam kulkas. Lama kelamaan, boleh dibilang sayuran menjadi 'acar'. Enzim dalam makanan fermentasi juga membantu mencerna makanan yang dimakan bersama acar.

Cara Membuat Kefir

Kefir, bahasa Turki yang secara harfiah berarti "merasa baik", adalah makanan kuno kaya enzim dan penuh mikro organisme yang membantu menjaga keseimbangan "ekosistem-dalam" untuk memelihara kesehatan optimal dan memperkuat imunitas.

Bahan:

- 50 gram (1 ¾ ons) butiran kefir atau kultur bibit kefir
- 500 ml (1 liter) susu segar

Persiapan:

- Bersihkan butiran kefir dari kelompok bibit sebelumnya, dengan menggunakan saringan.

- Aduk butiran kefir untuk menghilangkan kelebihan kefir. Tidak perlu dibilas (opsional, bisa dibilas dalam susu segar). Masukkan butiran kefir ke dalam toples kaca atau teko bersama susu segar. Biasanya, rasio antara butiran kefir dan susu sekitar 1 banding 10

- Biarkan terjadi fermentasi pada suhu ruangan selama 24 jam

Catatan: Kefir non-susu bisa dibuat dari air gula, jus buah, jus kelapa, susu beras, atau susu kedelai. Namun, butiran kefir akan berhenti bertumbuh di dalam cairan ini, sehingga sebaiknya hanya menggunakan sisa butiran kefir atau bibit kefir bubuk.

Dua Resep Sayur Biakan

Asinan Kubis Tradisional

Bahan:

- Kubis segar berukuran sedang, merah atau hijau
- Air tanpa klorin
- "Kultur bibit" sayur

Persiapan:

- Cabik atau cincang kubis.
- Masukkan cabikan ke dalam mangkuk besar atau lumpang.
- Tumbuk cabikan kubis tersebut.
- Campurkan 1 paket kultur bibit sayur dengan air yang telah disaring
- Masukkan kubis tumbukan beserta cairannya ke dalam toples kaca berukuran sedang.
- Tekan kubis kuat-kuat sambil tuang air biakan ke dalam toples sampai kubis terendam seluruhnya. Tinggi campuran ini minimal dua setengah sentimeter dari mulut toples.
- Tutup toples dan simpan selama 3 - 7 hari pada suhu kamar.
- Setelah fermentasi, simpan dalam kulkas.

Setelah di dalam kulkas, asinan bisa bertahan 2-3 bulan karena metode pengawetan yang digunakan. Sayuran seperti wortel, kol kembang, wakami, cabe, dan jahe bisa ditambahkan agar kian menarik.

Kimchi (Asinan Kubis Korea)

Bahan:

- 1 buah kubis, dibuang tengahnya dan diparut
- 1 ikat daun bawang, dicincang
- 1 cangkir wortel, diparut
- 1/2 cangkir lobak daikon, diparut (opsional)
- 1 sendok makan parutan jahe segar

- 3 siung bawang putih, dikupas dan dilumatkan
- 1/2 sendok makan bubuk cabe kering
- 1 sendok makan garam laut, misalnya "Garam Laut Celtik atau Himalaya"
- 1 bungkus bibit kultur sayur

Persiapan:

- Masukkan sayuran, jahe, bubuk cabe kering, garam laut, dan air yang sudah tercampur dengan bibit kultur ke dalam lumpang dan tumbuk untuk mengeluarkan jusnya.
- Tuangkan semuanya ke dalam toples bermulut lebar dengan penutup yang kuat.
- Tekan kuat-kuat dengan alu sampai jusnya naik ke atas campuran. Jus ini harus menutupi sayuran sepenuhnya, dan bagian atas campuran ini minimal harus 2,4 cm di bawah mulut toples, agar tersedia ruang ekspansi.
- Tutup rapat dan simpan pada suhu kamar (20 sampai 25 derajat Celcius) selama 3 hari (72 jam).
- Setelah 3 hari, simpan dalam kulkas atau pendingin lainnya.

Omega 3

Salah satu nutrien yang sangat diabaikan dalam makanan modern adalah omega-3. Asam lemak Omega-3 bukan hanya penting untuk konsepsi, melainkan juga untuk pemeliharaan kehamilan. Walaupun makanan tradisional mengandung asam lemak sehingga rasio omega-6 dan omega-3 adalah 1 banding 1, makanan modern mengandung terlalu banyak omega-6. Rasionya sekitar 50:1 dan 20:1. Karena itu, yang perlu kita lakukan adalah meningkatkan jumlah omega-3 dan mengurangi omega-6. Beberapa asam lemak yang kaya omega-3 antara lain Asam Linolenat-Alfa (ALA), Asam Eikosapentanoat (EPA) dan Asam Dokosaheksanoat (DHA).

ALA dapat diperoleh dari tumbuh-tumbuhan seperti biji rami dan buah kenari, tetapi EPA dan DHA diperoleh dari kehidupan laut.

Ibu pun dapat memperbaiki rasio omega-6 dan omega-3 dengan mengubah jenis daging konsumsi. Sapi gemukan-rumput cenderung memiliki rasio 0,16 Omega-6 : 1 Omega-3 yang dianggap ideal untuk makanan sehat. Rasio ini bukan hanya membantu melawan masalah kesehatan tulang degeneratif, melainkan juga membantu menjaga fungsi normal jantung, mengurangi inflamasi, mendukung perkembangan sistem saraf janin.

Agar tidak bertele-tele, sebagai ringkasan, di bawah ini terdapat beberapa poin yang perlu diingat agar mampu membuat makanan terbaik untuk masa hamil.

- Jangan lekas percaya pada buku kehamilan modern tanpa pikir panjang. Banyak buku sejenis yang ditulis berdasarkan mitos berabad-abad lampau. Selain itu, mereka pun terpengaruh oleh keinginan pabrik produk makanan agar kita percaya.

- Kembalilah ke makanan tradisional nenek moyang kita dan suatu hari Ibu akan bersyukur karena kembali ke akar.

- Jangan anggap segala macam lemak itu jahat dan taksehat. Pastikan memiliki asupan lemak jenuh yang memadai sehingga"aktivator"nya dapat menjalankan tugas dengan baik.

- Porsi asam lemak yang tepat sangat penting.

- Cara terbaik menentukan makanan sehat adalah "kembali ke asal" dan makan daging yang berasal dari hewan yang diternak-lepas secara alami, seperti ternak gemukan rumput dan ikan tangkapan yang bukan berasal dari tambak perusahaan.

BAB 12

LATIHAN FISIK SAAT HAMIL

Tubuh wanita mengalami banyak perubahan ketika melahirkan. Meski ada yang menerima perubahan itu, banyak juga yang tidak menerima atau tidak ingin menjalani waktu yang diperlukan untuk mendapat kembali bentuk tubuh semula setelah persalinan. Kadang, tampaknya media menjadi sumber semua citra takrealistis tentang tubuh ibu hamil yang kembali ke bentuk semula segera sesudah melahirkan. Tetapi, kalau Ibu pembaca cerdas, berita seperti itu tak perlu dipercaya.

Ada berbagai manfaat latihan selama hamil dan setelah persalinan. Secara fisik, Ibu seharusnya mampu mencapai stabilitas lumbo-pelvis yang lebih baik, mempunyai perawatan yang bagus, dan otot yang lebih kuat untuk mengembalikannya seperti sediakala. Ibu juga harus mampu merawat area punggung, perut, dan panggul; aspek yang perlu diperhatikan terutama karena skoliosis. Latihan fisik juga diketahui membantu meningkatkan imunitas, pencernaan, kecepatan sembuh, dan kualitas tidur (kualitas ini perlu sebab kuantitas tidur akan berkurang saat Ibu memasuki trimester ketiga dan akan semakin berkurang setelah persalinan).

Namun, sebelum Ibu mempelajari latihan spesifik yang harus dilakukan selama kehamilan dan pascakehamilan, penting untuk memahami apa yang sebetulnya terjadi pada struktur tubuh, khususnya postur, tulang panggul, dan spina.

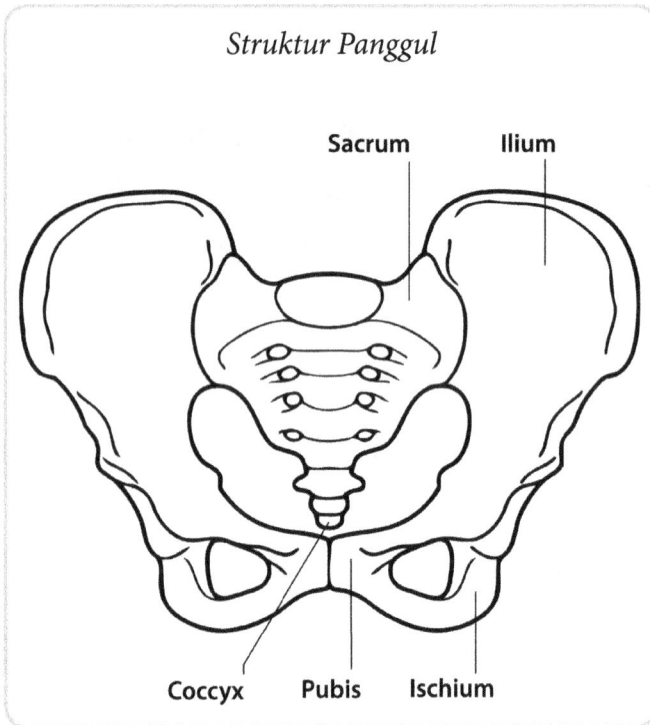

Struktur Panggul

Sacrum   Ilium

Coccyx   Pubis   Ischium

Panggul terdiri dari lima tulang – *ilium* (tulang usus) berbentuk sayap, ischium, atau tulang duduk berbentuk pipih, pubis (tulang kemaluan), yakni tulang panggul bagian depan tempat pertemuan dua ruas tulang, sakrum (tulang kelangkang) berbentuk segitiga yang tersusun dari fusi 5 ruas tulang, dan koksigis (tulang tungging) yang terdiri dari fusi 4 ruas tulang.

Panggul, memiliki dua sendi penting:

- *Simfisis pubis (SP)* — Sendi ini terletak di bagian depan panggul, menghubungkan 2 tulang pubis. Terpisah oleh tulang rawan, umumnya selebar 4 mm. Sendi ini tidak mendukung gerakan, kecuali selama kehamilan.

- *Sacroiliac joints (SIJ)* — Persendian yang menyatukan spina dengan panggul. Karena sendi ini menopang berat tubuh bagian atas dan juga menanggung dampak transmisi bagian bawah tubuh ketika berjalan atau berlari, sendi ini dianggap sebagai sendi terkuat dalam tubuh, juga sebagai sendi sinovial karena cairannya memungkinkan gerakan geser. Namun, pada usia 30 sendi ini mulai berubah menjadi sendi tulang rawan.

Karena tidak seharusnya persendian ini terlalu banyak bergerak, ada beberapa mekanisme penutupan gerak sendi, yakni *form closure* dan *force closure*. *Form closure* terkait dengan struktur ligamen, tulang, dan sendi, sementara *force closure* terkait dengan aktivasi atau gerakan otot dan fasia. Tulang sakrum segitiga yang terletak di antara dua tulang panggul melakukan *form closure* dan otot panggul melakukan *force closure*, yang membantu merapatkan sendi agar tersedia sejumlah mobilitas.

Bila sedang hamil, tingkat kelemahan sendi bertambah. Pintu bawah panggul mulai membuka, memungkinkan persalinan. Salah satu isu utama yang dialami satu dari lima wanita hamil adalah nyeri gelang panggul. Istilah ini digunakan untuk setiap jenis masalah nyeri punggung bawah atau panggul. Karena dapat menyebabkan kesakitan yang signifikan dan cacat selama kehamilan, gejala-gejala ini perlu penangangan serius.

Relaxin adalah hormon yang bertanggung jawab membuat tulang panggul lebih mobil daripada biasanya. Hormon ini diproduksi pada wanita hamil dan tidak hamil. Pada wanita non-hamil atau mereka yang berada pada trimester pertama, relaxin diproduksi oleh korpus luteum (massa kuning yang tertinggal dalam ovarium setelah ovulasi). Namun, segera setelah memasuki trimester kedua, produksi relaxin diambil alih oleh plasenta dan desidua. Plasenta berhenti memproduksi relaxin setelah dikeluarkan.

Relaxin memungkinkan tingkat gerakan yang lebih tinggi di area panggul dan punggung bawah, karena itu latihan selama kehamilan harus dilakukan secara hati-hati. Di bawah ini, saya paparkan beberapa peringatan yang perlu diingat terus saat latihan fisik selama kehamilan atau pascapersalinan, terutama karena orang cenderung mengabaikan efek lanjut relaxin yang dapat menimbulkan masalah pada kedua area tersebut.

- Semua latihan harus dilakukan dengan gerakan dalam kisaran normal.

- Gerakan cepat dalam waktu lama perlu diperhatikan karena dapat menyebabkan peregangan berlebih. Karena itu, kegiatan seperti *kick boxing*, *tae-bo*, *karate*, dan latihan lain yang menuntut gerak cepat harus dihindari.

- Bahkan, saat melakukan latihan yoga yang tidak melibatkan gerakan mendadak atau cepat, kisaran gerakan pun harus diperhatikan agar tidak terjadi peregangan berlebih.

- Kesegarisan tubuh saat melakukan latihan tertentu harus diingat. Mengunci lutut atau siku dalam latihan fisik atau latihan postur apa pun tidak dianjurkan.

- Sikap tegak harus dijaga setiap saat.

- Tulang belakang harus selalu dalam posisi netral.

- Ketika menjalani latihan kardio berulang, seperti cross trainer atau stepper, selalu perhatikan waktu.

- Hindari gerak-memutar selama kehamilan dan bahkan, setelah persalinan karena dapat menimbulkan ketidaknyamanan pada persendian simfisis pubis dan *sacro-iliac*.

- Hindari peregangan berlebihan. Mungkin Ibu ingin berlatih peregangan dalam periode pascapartum, tetapi sebaiknya tunggu hingga paling kurang 16 sampai 20 minggu setelah persalinan. Mencoba melampaui kisaran gerak sendi normal dapat memengaruhi stabilitas sendi, dan peregangan berlebih kadang dapat menyebabkan sendi longgar permanen.

- Semua kegiatan tinggi hentakan, misalnya lompat, atau lari, perlu ditunda sampai sekitar satu bulan setelah melahirkan. Hentakan yang meningkatkan tekanan pada sendi dapat memberi banyak tekanan pada lutut, pergelangan kaki, panggul, dan juga tulang belakang. Hindari kegiatan lari sampai sekitar satu bulan setelah persalinan, dan jika mengalami kurva berat.

- Jika sudah terbiasa berlatih secara konsisten dan mempertahankan porsi latihan selama kehamilan, Ibu dapat melanjutkannya dengan porsi sekitar 70 persen dari porsi latihan pra-kehamilan. Aspek yang perlu dihindari mencakup penggunaan berlebihan sendi yang tidak stabil atau longgar, berlatih pada permukaan yang labil, atau memulai latihan dengan beban berat.

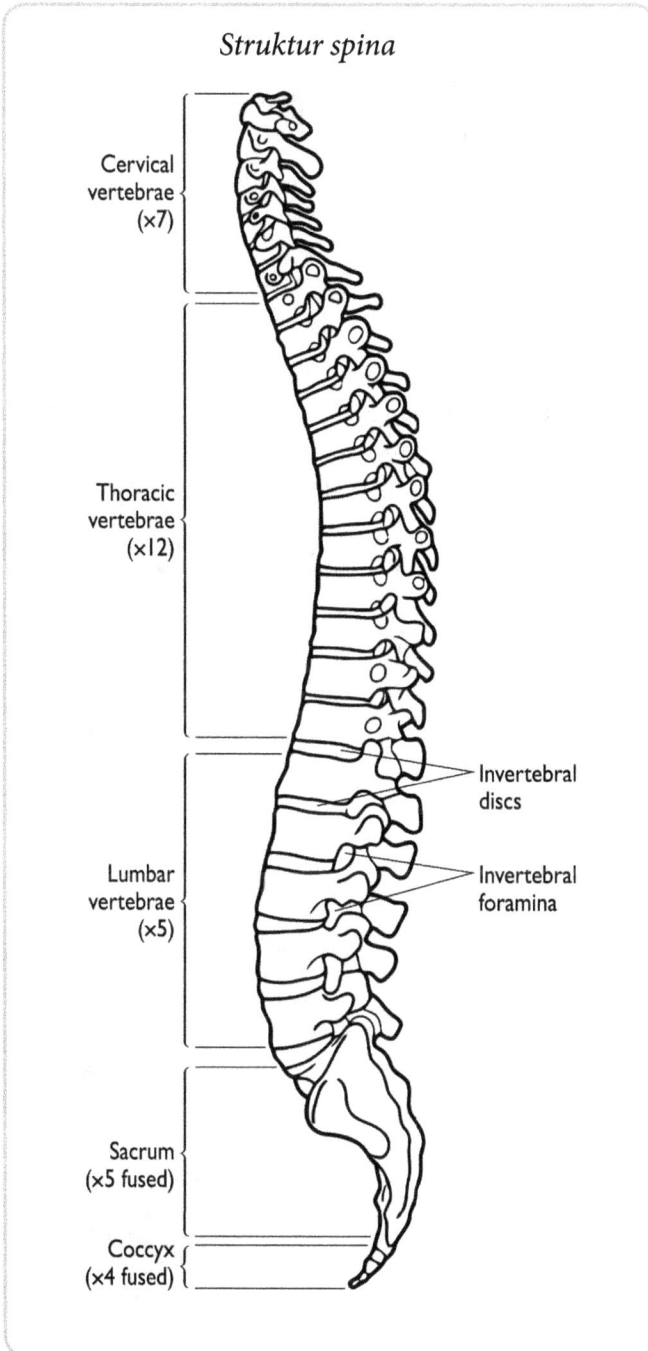

Struktur spina

Cervical vertebrae (×7)

Thoracic vertebrae (×12)

Invertebral discs

Lumbar vertebrae (×5)

Invertebral foramina

Sacrum (×5 fused)

Coccyx (×4 fused)

Tekanan kehamilan pada spina terlalu besar. Karena itu, perawatan khusus harus diambil untuk melindungi spina dari bahaya. Spina terdiri atas 33 tulang, 24 di antaranya terpisah, 5 di antaranya menyatu (fusi) membentuk sakrum dan 4 menyatu membentuk tulang tungging. Ruas spina (vertebrae) dipisahkan oleh diskus intervertebralis yang terbuat dari jaringan tulang rawan. Jaringan ini berperan sebagai bantalan alami untuk gerak tulang belakang yang begitu teratur dan berlebihan, dan sebagai penyerap goncangan yang diperlukan untuk melindungi sumsum spina dari segala macam goncangan.

Perubahan Postur Selama Kehamilan

Perut yang terdorong ke depan dapat menggeser tulang panggul ke depan. Untuk mengimbangi pergeseran ke depan dan menjaga keseimbangan, tubuh bagian atas condong ke belakang sehingga terbentuk lordosis lumbal yang besar. Atau, kehilangan tonus pada rektus abdominis mengurangi kemampuannya untuk menjaga keselarasan panggul dengan baik dan mengakibatkan kemiringan anterior.

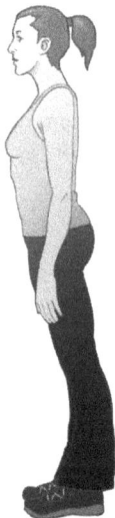

Panggul Netral

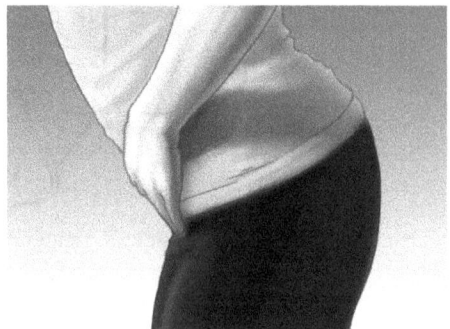

Postur yang Benar

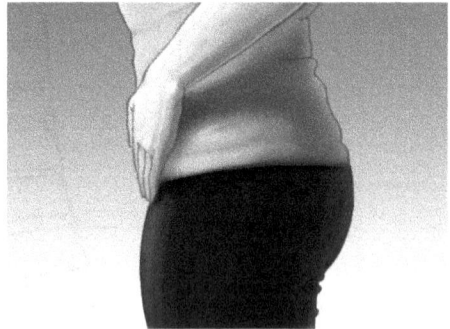

Kemiringan Pelvis Anterior

Ketepatan postur spina, disebut juga posisi netral, perlu dipertahankan setiap waktu, khususnya selama kehamilan. Ketika bagian leher rahim dan spina bagian pinggang melengkung ke dalam dan bagian dada melengkung ke keluar, terjadi distribusi tekanan secara merata pada spina sehingga kurang tegang. Dalam posisi ini sebagian besar dukungan diberikan oleh spina sedangkan dukungan dari otot, minimal.

Ketepatan posisi spina dapat membantu meningkatkan efisiensi neuromuskuler, penghilangan nyeri, pencegahan cedera, sirkulasi, fleksibilitas, pernapasan, dan pelepasan ketegangan.

Wajar bila terjadi perubahan keselarasan spina ketika sedang hamil. Ada tingkat fleksibilitas dan elastisitas yang lebih tinggi pada ligamen spina, sedangkan perut yang membesar menciptakan dorongan ke depan yang menyebabkan panggul anterior miring. Berbagai perubahan tubuh ini membuat sulit untuk mempertahankan posisi netral tulang belakang. Payudara yang kian membesar juga membuat sulit untuk mempertahankan sikap yang tepat.

Perubahan Otot Kerangka Selama Kehamilan

Tiada tetapan tentang postur normal khusus wanita hamil. Apa yang sebenarnya terjadi ketika hamil ialah meningkatnya ketidakseimbangan postur. Kadang, tarikan yang terasa karena pembesaran perut dapat menyebabkan panggul bergerak maju. Ini diimbangi dengan pengalihan tubuh bagian atas ke belakang, menciptakan lordosis.

Terjadi pula kehilangan tonus pada rektus abdominus. Karena itu, kemampuan untuk mempertahankan sikap panggul yang benar juga berkurang sehingga timbul kemiringan anterior. Jika janin berada pada satu sisi, ada kemungkinan terjadi fleksi samping. Pada trimester ketiga, sangkar-rusuk bawah melebar dan rahim naik ke perut bagian atas sehingga mengurangi mobilitas toraks.

Semua perubahan ini memengaruhi jenis latihan yang dilakukan selama kehamilan.

Perubahan Otot Perut Selama Kehamilan

Bukan hanya tulang spina dan panggul yang terkena dampak kehamilan. Seluruh tubuh mengalami perubahan signifikan, termasuk tulang, otot, dan berbagai sistem tubuh.

Otot-otot perut membantu mendukung berbagai bagian spina, termasuk panggul dan area pinggang serta organ pada area ini. Otot perut juga bertanggung jawab dalam melengkungkan dan memilin poros tubuh, dan menjaga posisi panggul tetap sejajar. Otot perut membantu gerakan mendorong-keluar (ekspulsif), seperti muntah dan ekskresi, termasuk mendorong keluar janin selama persalinan.

Selama kehamilan, otot perut mengalami banyak peregangan untuk mengakomodasi pertumbuhan bayi. Hormon relaxin juga berperan dalam peregangan ini. Selain itu, terjadi pula pemisahan otot rekti, suatu fenomena normal dalam trimester ketiga pada sekitar 66 persen wanita.

Ada wanita yang percaya bahwa terjadi banyak kerusakan otot perut selama operasi sesar dan hampir tidak mungkin diperbaiki. Namun, ini tidak benar karena otot perut tidak dipotong selama prosedur tersebut.

Pemulihan otot perut mulai terjadi beberapa hari setelah persalinan. Pemisahan jenis otot pun mulai berkurang. Pada minggu ke delapan, penurunan kekenduran mencapai puncaknya dan umumnya, tidak lagi terjadi perubahan. Setelah tahap ini, diperlukan latihan untuk mengurangi kekenduran lebih lanjut. Latihan untuk memperkuat otot perut dapat dimulai segera setelah melahirkan. Bahkan, wanita sebaiknya mulai melakukan latihan ini dalam waktu 24 jam setelah persalinan. Latihan memiringkan panggul dan transversus abdominis Tingkat 1 sering diberikan oleh rumah sakit sebelum ibu keluar.

Struktur Dasar Panggul

Dasar panggul terdiri atas otot dan berbagai lapisan fasia –lapisan fasia terdalam, lapisan otot *levator ani*, membran perineum yang menghubungkan uretra dan vagina pada dinding panggul, dan otot-otot perineum dangkal yang tersusun dalam bentuk angka delapan.

Otot dasar panggul menopang organ panggul, membantu kontinensia urin dan feses, yakni menahan desakan mendadak untuk buang air, dan membantu mengubah janin ke posisi persalinan yang tepat dan nyaman. Selama kehamilan, otot dasar panggul berubah karena harus mendukung peningkatan berat badan.

Persalinan normal pertama dapat menyebabkan kerusakan berarti pada sejumlah otot dan saraf. Otot dasar panggul memerlukan peregangan agar memungkinkan bayi bergerak turun. Sering, perineum mengalami trauma sobek atau episiotomi.

Kehamilan dan Struktur Payudara

Kita tahu bahwa payudara mengalami banyak perubahan selama kehamilan. Perubahan ini mulai terlihat dalam trimester pertama. Perubahan jaringan payudara dirangsang oleh hormon estrogen, progesteron, dan relaksin.

Payudara mulai membesar karena terisi banyak ASI. Ketika bayi mulai menyusu, pembesaran payudara berkurang, tetapi juga memacu lebih banyak produksi prolaktin. Karena kadar prolaktin meningkat, kadar estrogen menurun sehingga siklus haid terhenti. Ini pun menyebabkan fungsi ovarium tertekan sehingga timbul beberapa gejala menopause, seperti kulit panas, keringat malam, dan berkurangnya sekresi vagina.

Memberi ASI juga berdampak cukup signifikan terhadap kandungan mineral tulang. Tubuh kehilangan sekitar lima persen mineral tulang dalam tiga bulan pertama. Ini terjadi karena estrogen mempertahankan keseimbangan antara pembentukan tulang dan penyerapan ulang, dengan membantu penyerapan kalsium dan memperkecil kehilangan kalsium melalui ginjal. Apabila tidak terjadi produksi estrogen, fungsi ini melemah dan menyebabkan tulang lebih rapuh selama masa menyusu.

Karena itu, wanita menyusui perlu terus mengonsumsi asupan kalsium dengan berbagai cara. Hilangnya kerapatan tulang berlangsung selama sekitar 6 bulan. Sementara itu, terbukti bahwa kerapatan tulang membutuhkan waktu pemulihan sekitar 6 bulan lebih setelah berhenti memberi ASI.

Postur tertentu dalam memberi ASI juga sangat memengaruhi jumlah tekanan yang harus ditahan oleh spina. Postur ini dapat menyebabkan sakit kronis di leher dan bahu. Banyak wanita merasa bahwa berolahraga selama periode menyusui bukan ide bagus. Padahal, latihan beban dan latihan ketahanan dapat meningkatkan massa otot sehingga struktur lainnya dapat didukung. Latihan aerobik dan ketahanan dapat juga memperlambat hilangnya kerapatan tulang.

Menyusui merupakan aktivitas yang memanfaatkan sekitar 500 kalori per hari. Cara lemak digunakan untuk tujuan ini juga membantu mengurangi berat badan. Namun, diet keras atau latihan berat dapat menyebabkan penurunan mutu ASI.

Perlu diingat beberapa hal mengenai latihan ketika memberi ASI.

- Pastikan Ibu memberi ASI atau makanan bayi sebelum latihan. Ini tidak hanya mengurangi berat payudara, melainkan juga mencegah perembesan ASI. Payudara penuh tidaklah nyaman.

- Pastikan Ibu memakai bra yang cukup menopang payudara. Ini pun akan membantu mencegah peregangan berlebih. Jangan terus mengenakan bra menyusu. Ganti dengan bra olahraga untuk mengurangi gerakan payudara dan mendapatkan absorpsi goncangan yang lebih baik.

- Kurangi kisaran gerakan yang diperlukan dalam latihan lengan. Jangan bahayakan posisi tubuh dan keselarasan sendi dengan mencoba mengangkat beban yang lebih berat. Mulailah dengan beban ringan.

- Lilitkan handuk di bawah payudara ketika melakukan gerak fisik dengan posisi rentan.

Latihan Selama Kehamilan

Latihan fisik atau olahraga selama kehamilan penting untuk setiap wanita hamil. Jika tidak berlatih, sangat mungkin kebugaran tubuh akan berkurang bulan lepas bulan. Karena Ibu semakin berat, melakukan latihan juga akan semakin sukar. Karena itu, sebaiknya latihan dimulai sejak dini.

Latihan dapat membantu melawan ketidakbugaran yang mungkin lambat laun akan terasa, membantu Ibu merasa lebih energik dan tidur lebih nyenyak, juga mengatur perubahan perasaan dan emosi dengan lebih baik. Latihan juga membantu mengencangkan otot sehingga Ibu dapat mengatasi ketidakseimbangan akibat pembesaran perut, selain mengurangi sakit punggung dan lebih cepat mendapatkan kembali bentuk tubuh prakehamilan.

Namun, sebagus apa pun perasaan Ibu, sebaiknya datangi dokter dan bicarakan dengannya tentang latihan yang akan dijalani.

Wanita hamil pengidap skoliosis lebih membutuhkan latihan fisik karena dapat memperoleh banyak manfaat dari dukungan spina hasil latihan. Pertambahan berat mulai semakin menekan spina, dan latihan dapat membantu mengurangi besarnya tekanan yang harus ditanggung oleh spina. Di samping itu, kekenduran ligamen akibat perubahan hormon dapat menambah sakit punggung dan nyeri.

Wanita hamil dapat melakukan aerobik, senam, dan olahraga air. Aerobik adalah gerakan ritmis berulang yang cukup berat karena memerlukan kadar oksigen lebih tinggi. Beberapa latihan aerobik yang dapat dilakukan, antara lain jalan cepat, *jogging*, bersepeda, dan berenang. Senam kebugaran merupakan senam ringan yang memperkuat otot dan membantu meningkatkan daya dukung dan postur tubuh. Sejumlah latihan pun sudah dikembangkan, khususnya untuk wanita hamil, dan dapat membantu meredakan sakit punggung. Pastikan tidak melakukan senam kebugaran yang dirancang untuk umum. Ibu tentu sudah pernah mendengar tentang olahraga air bagi wanita hamil, dan ada berbagai kursus yang dapat diikuti. Olahraga ini kurang menekan persendian karena daya-angkat air. Ibu pun dapat berlatih yoga khusus untuk wanita hamil. Yoga sangat baik dalam membangun daya tahan dan memperbaiki postur.

Penting bahwa Ibu memilih latihan yang tepat selama kehamilan. Beberapa latihan yang dapat dilakukan jika belum mengikuti latihan rutin mana pun, antara lain:

- Jalan cepat

- Berenang di perairan dangkal yang tidak terlalu panas atau terlalu dingin

- Olahraga air kehamilan

- Bersepeda dalam kecepatan stasioner atau menggunakan mesin langkah dalam kecepatan dan tegangan nyaman

- Memakai mesin dayung pada tegangan dan kecepatan nyaman.

- Yoga kehamilan

- Latihan penguatan panggul atau latihan kegel.

Wanita hamil yang terbiasa berlatih juga dapat melakukan latihan yang dijelaskan di sini.

- Bermain *ski cross country*

- *Jogging* sejauh 3 km setiap hari

- Tenis ganda (bukan tunggal karena nanti terlalu menegangkan)

- *Hiking* di area terbuka

- Latihan dansa

Berikut ini ada beberapa kiat yang dapat digunakan untuk memulai latihan:

Pemanasan merupakan bagian penting dalam olahraga dan harus dilakukan oleh ibu hamil. Mulai dengan 10 menit pemanasan disusul 5 menit latihan peregangan, dan 5 menit pelemasan. Ibu dapat meningkatkan waktu peregangan setelah beberapa hari jika merasa kian nyaman.

- Gunakan peregangan untuk melenturkan otot. Jangan lakukan peregangan berlebih atau melompat-lompat, karena tidak baik untuk ligamen dan otot yang kendur.

- Perhatikan waktu dan jangan berlebihan. Lakukan latihan dalam porsi sedang sehingga tidak berlebihan.

- Ikuti jadwal latihan. Jadwal latihan yang tidak menentu dapat menyebabkan otot menjadi kaku seperti keadaan sebelum latihan. Jika tidak bisa melakukan latihan penuh, lakukan beberapa gerak pemanasan.

- Minum cairan secukupnya sebelum, selama, dan setelah latihan.

- Jangan berlatih saat perut kosong. Kurang makan dapat membuat ibu lemas, dan sangat berisiko sewaktu berlatih.

- Kenakan pakaian yang nyaman. Sebaiknya, pakaian yang memudahkan peregangan, dan pakaian dalam berbahan katun atau yang memungkinkan kulit bernapas.

- Latihan di permukaan berbahan kayu atau karpet tebal dapat membantu mengurangi benturan pada persendian. Jika berolahraga di luar rumah, mungkin perlu berlari kecil di atas jalur berumput.

Juga direkomendasikan agar tidak melakukan latihan dengan posisi telentang setelah bulan keempat. Kurangi latihan dalam trimester terakhir.

Terakhir namun penting, lakukan latihan dengan gembira dan tetap semangat.

Di bawah ini ada beberapa latihan yang dapat dilakukan ketika hamil.

Regang Bahu Atas-Kepala

1. Berdiri dengan kaki rapat.

2. Tarik napas sambil angkat tangan kanan ke atas kepala; hembuskan napas sambil condongkan badan ke sisi kiri dengan tangan kiri di pinggang.

3. Tahan posisi ini sebanyak lima (tarikan dan hembusan) napas.

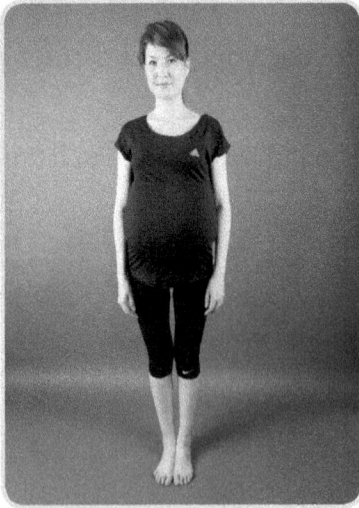

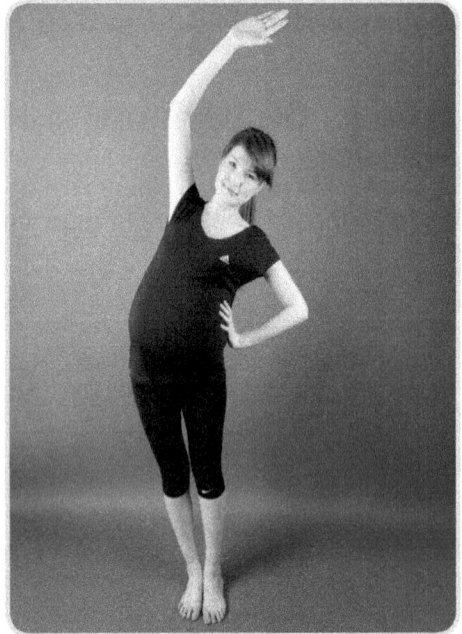

Retraksi Bahu

1. Duduk tegak di kursi. Jangan bersandar.
2. Angkat dan tekuk kedua siku, jaga agar sejajar dengan lantai.
3. Tarik ke belakang bersama bahu lalu kembali ke posisi semula.

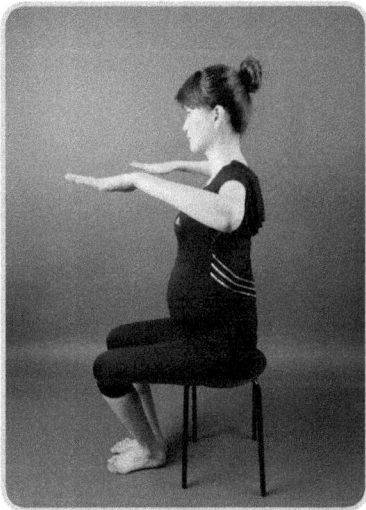

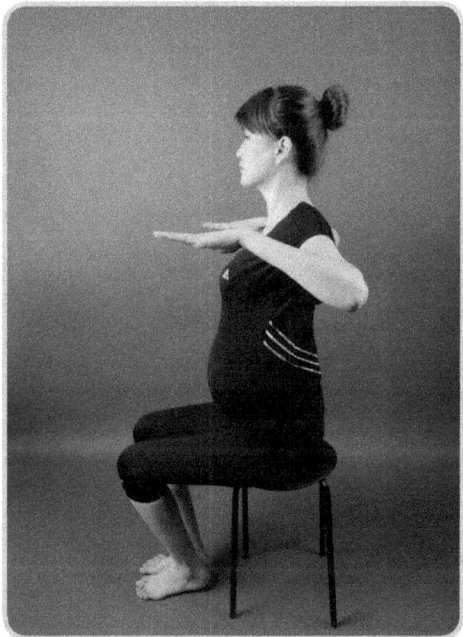

Push-up Dinding - Bahu

1. Berdiri tegak dengan kedua kaki selebar panggul.

2. Tempelkan kedua telapak tangan di dinding.

3. Condongkan tubuh bagian atas dan tekan dinding. Pastikan tidak menekuk kedua kaki atau menggerakkannya dari posisi semula.

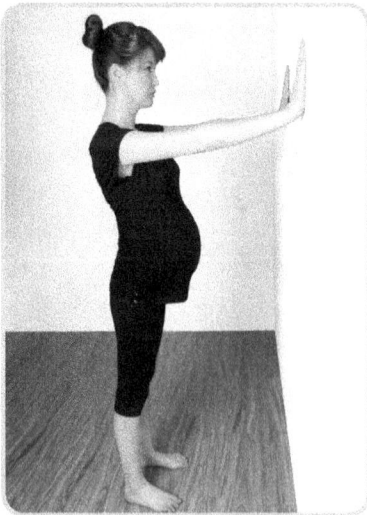

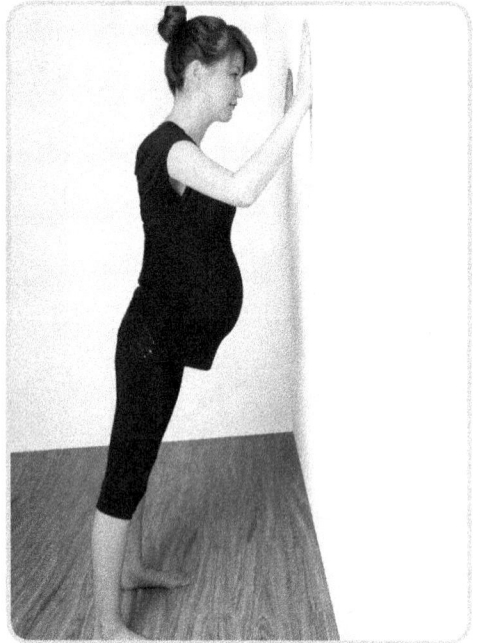

Posisi Jongkok

1. Berdiri dengan kaki terbuka 30 hingga 60 cm, jari kaki mengarah ke luar 45 derajat atau lebih.

2. Perlahan-lahan tekuk lutut, jaga spina tetap tegak, dan geser tangan sepanjang paha ketika kuda-kuda semakin rendah

3. Julurkan tangan hingga telapak menyentuh lantai sambil menjaga kepala tetap di atas dada.

4. Tahan selama 5 napas.

5. Modifikasi untuk pemula: Jika tidak dapat melakukan kuda-kuda rendah, berdiri menghadap dinding dan geser tangan pada dinding ke bawah sejauh terasa nyaman.

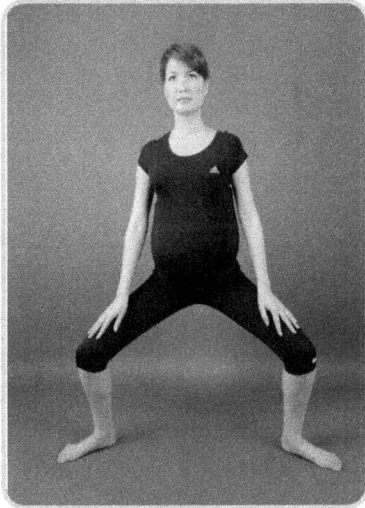

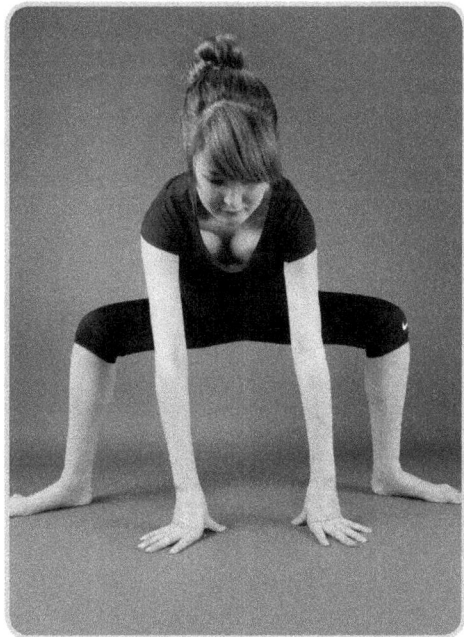

Posisi Bersalin - Duduk

1. Duduk di lantai (kalau bisa) atau di atas bantal

2. Buka kaki hingga membentuk V (hanya sampai di luar pinggul).

3. Angkat sekaligus tarik ke dua lutut ke arah dada.

4. Pegang lutut.

5. Pelan-pelan tarik lutut ke arah dada, dengan kaki sedikit terangkat dari lantai.

6. Jaga spina tetap rata dan pertahankan keseimbangan.

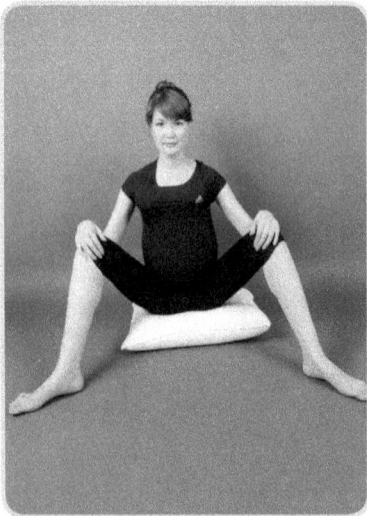

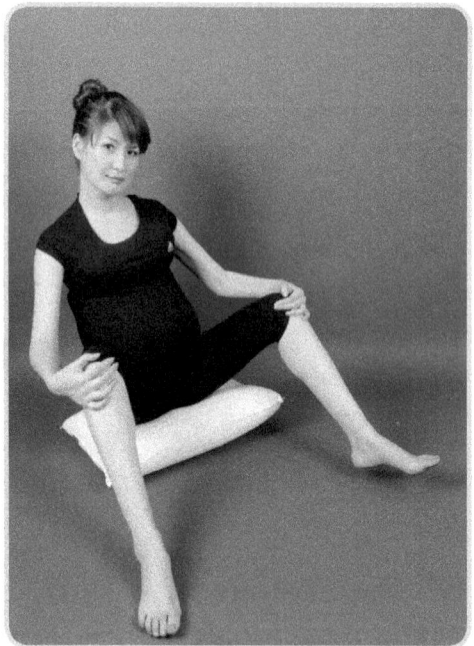

Fleksi Spina dengan Kursi

1. Duduk di kursi atau bangku dengan kaki terbuka membentuk V dan tangan di atas paha

2. Arahkan jari kaki ke luar

3. Pelan-pelan turunkan lengan dan pundak di antara kaki

4. Letakkan tangan di lantai tepat di antara kaki.

5. Pelan-pelan naikkan ke posisi awal.

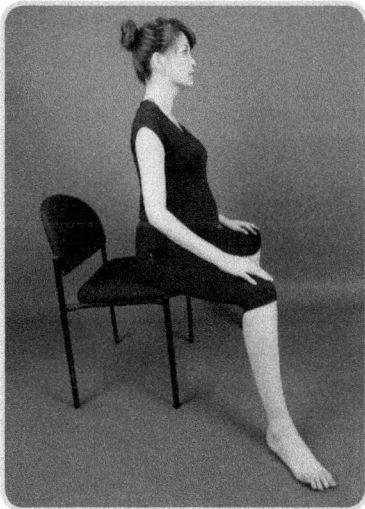
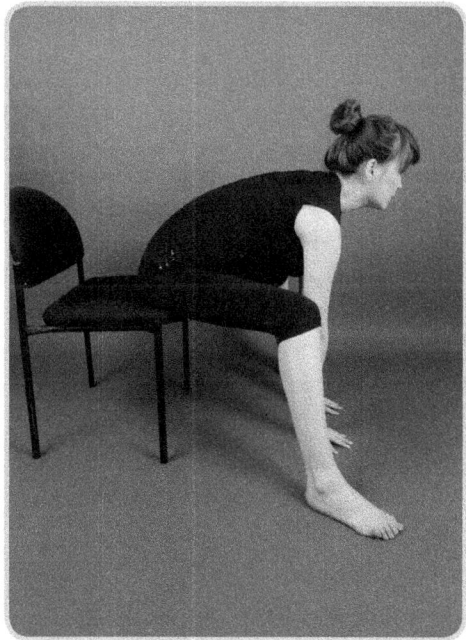

Ekstensi Spina dengan Dukungan Kursi

1. Berlutut di depan kursi dengan lutut terbuka membentuk V.

2. Angkat tangan di atas kepala ketika badan condong ke depan dari pinggang.

3. Taruh tangan di kursi.

4. Jaga agar kepala dan spina segaris.

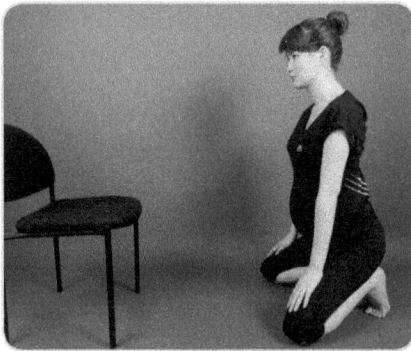
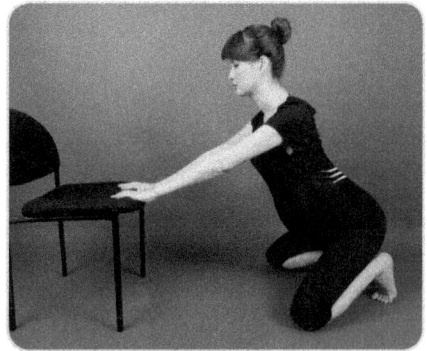
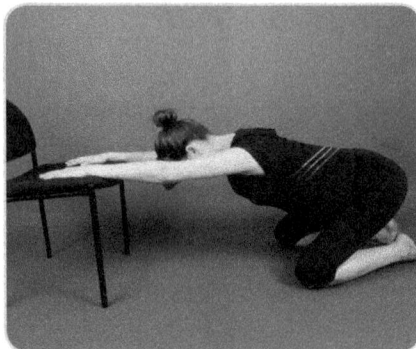

Jungkit Iso-Pelvis

1. Telentang dengan tangan menyilang dada.

2. Pasang bantal di bawah lutut lalu silangkan kaki.

3. Angkat area pinggang dan tahan selama beberapa detik sebelum diturunkan kembali.

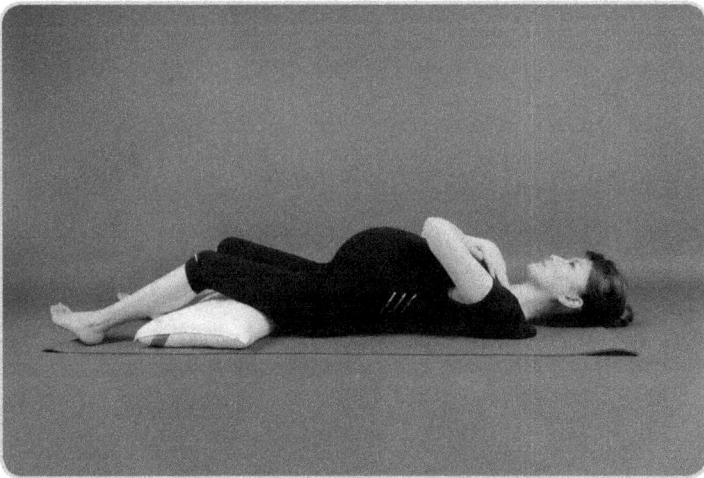

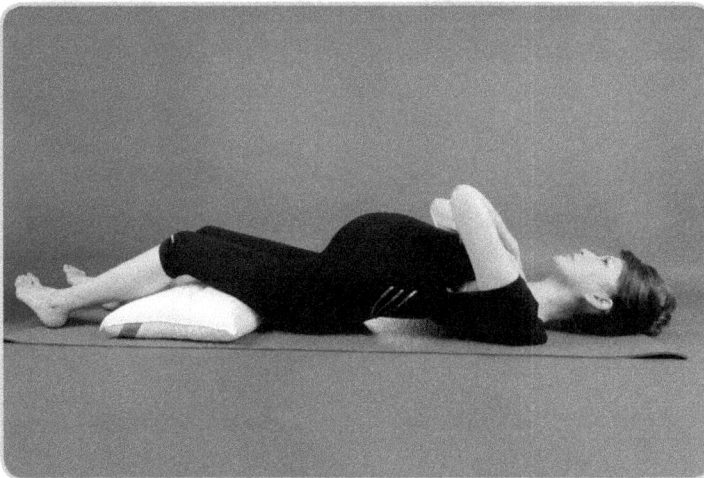

Regang Panggul

1. Duduk pada matras dan rapatkan tapak kaki.

2. Tempatkan kedua tangan di bawah lutut lalu rapatkan lutut.

3. Tahan posisi ini selama beberapa detik lalu kembali ke posisi semula.

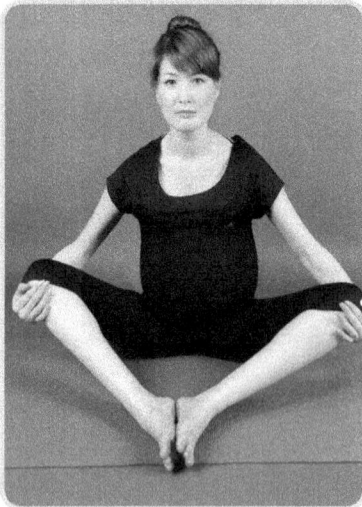

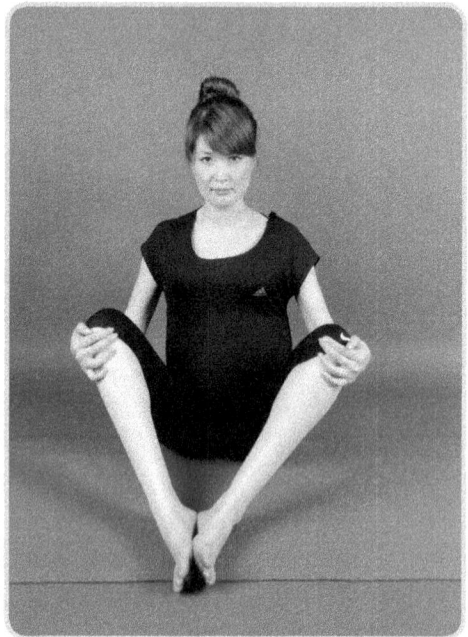

Fleksi Panggul

1. Baring di lantai dengan satu lutut ditekuk dan satunya lurus.

2. Angkat kaki yang lurus setinggi dan senyaman mungkin dan turunkan kembali ke lantai.

3. Ulangi latihan ini sekitar 20 kali lalu ganti kaki.

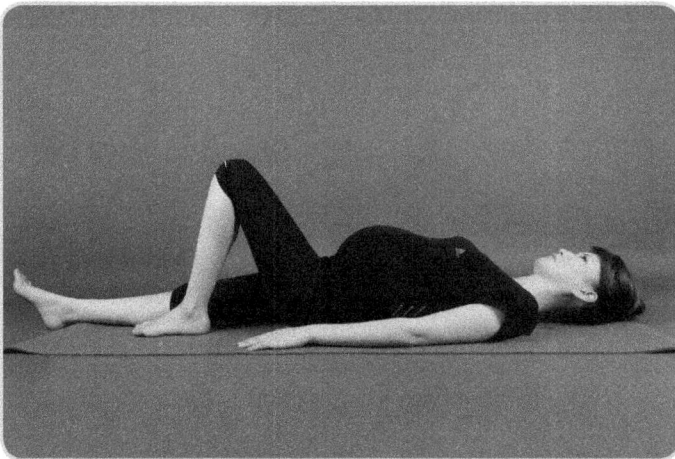

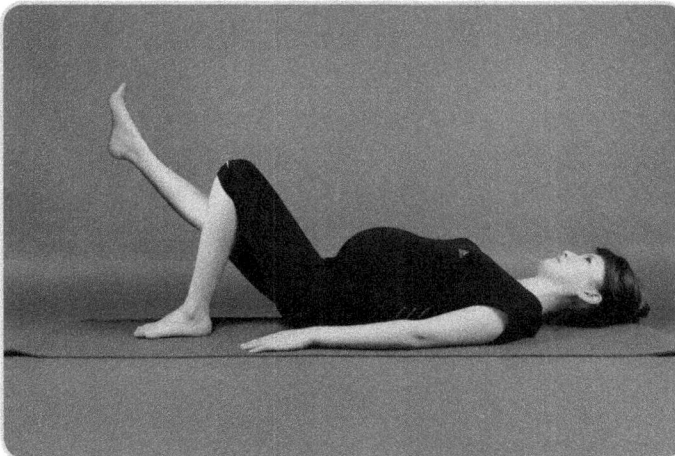

Geser Tungkai

1. Baring telentang dengan kedua tangan di samping.

2. Tekuk satu kaki dan dekatkan ke pinggul sebisanya.

3. Kembalikan ke posisi semula.

4. Ulangi sekitar 20 kali lalu ganti kaki.

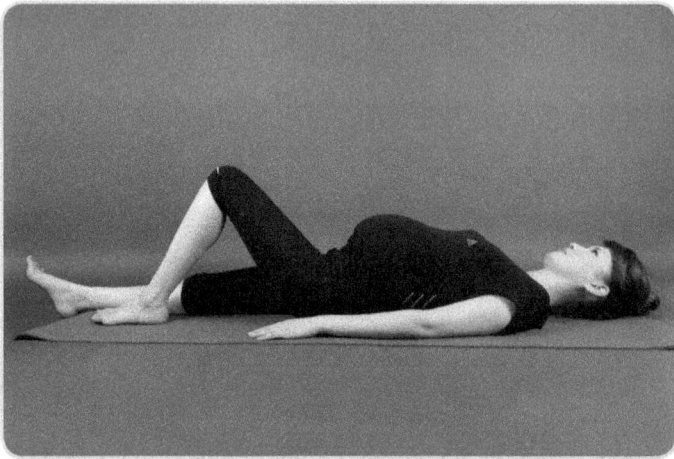

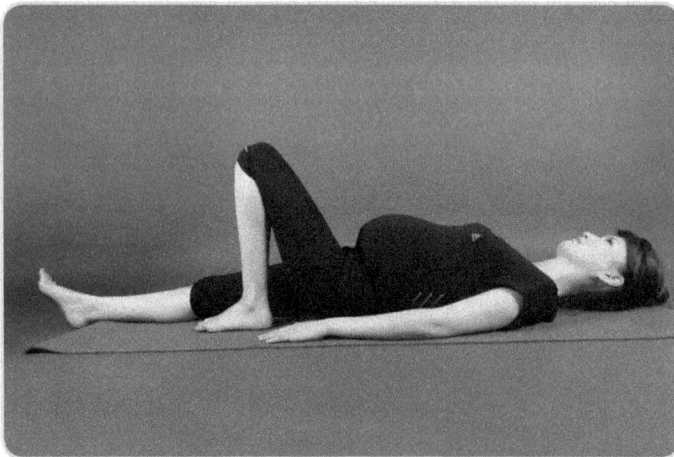

Ekstensi Tungkai Pinggang

1. Posisi awal: berlutut dengan kedua tangan di lantai selebar bahu.

2. Angkat satu kaki hingga segaris dengan badan dan kembalikan ke posisi semula.

3. Ulangi 20 kali lalu ganti kaki.

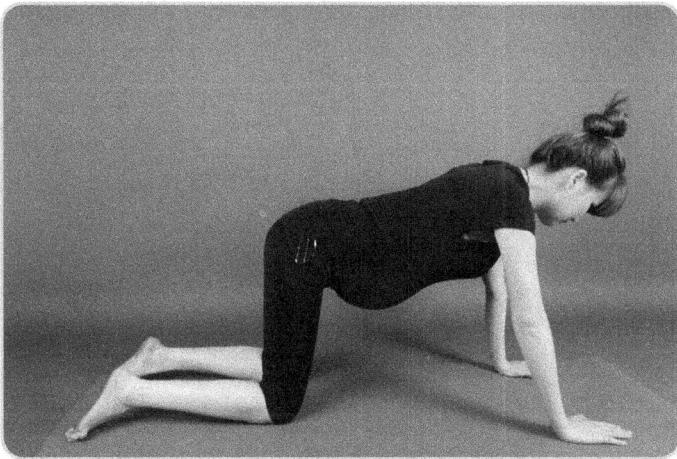

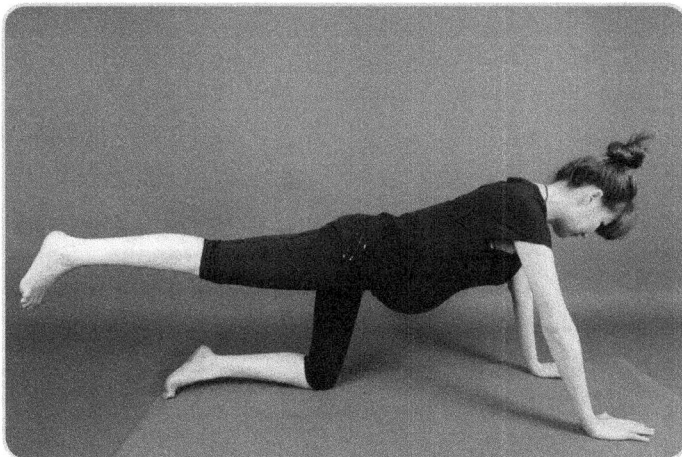

American College of Obstetricians and Gynecologists menentukan pedoman tertentu tentang kapan sebaiknya Ibu berhenti berolahraga. Jika ada faktor risiko yang mungkin menyebabkan his dini, perdarahan vagina, selaput ketuban pecah dini, leher rahim tak sempurna, gestasi majemuk, atau hambatan pertumbuhan intrauterus, sebaiknya berhenti berolahraga. Apabila mengalami hipertensi, *diabetes gestasional*, riwayat labor dini, masalah respirasi, masalah jantung, *plasenta previa*, atau *pre-eclampsia*, sebaiknya konsultasikan dengan dokter sebelum memulai latihan fisik.

Pedoman latihan dapat juga diingat dengan menggunakan singkatan FITT, yaitu Frekuensi, Intensitas, WakTu dan Tipe. Frekuensi latihan sebaiknya 3 hingga 5 kali seminggu. Intensitasnya sedang. Waktu tidak lebih dari 40 menit per sesi dan tipe latihan hendaknya rendah benturan dan bertipe aerobik.

Tiga bulan pertama sangat penting untuk kehamilan. Jika Ibu telah berlatih sebelum hamil, bisa dilanjutkan sejauh mengikuti pedoman FITT. Namun, jika tidak terbiasa aktif sebelum hamil, hindari latihan fisik. Seringkali, mual dan muntah mungkin tidak memungkinkan latihan fisik, dan Ibu perlu mendengarkan tanda dari tubuh. Memanfaatkan waktu ini, Ibu bisa telentang untuk memperkuat otot perut, karena otot ini melemah seiring perkembangan kehamilan. Terbukti bahwa wanita dengan otot perut kuat, lebih cepat kembali ke bentuk tubuh prahamil daripada mereka yang berotot lemah.

Dari trimester kedua dan seterusnya, Ibu akan mampu meningkatkan intensitas latihan sebesar 10 hingga 15 persen. Bagaimana pun, terus dengarkan tubuh. Oleh karena ligamen menjadi lebih elastis karena hormon, persendian mungkin menjadi lebih longgar daripada sebelumnya. Hindari latihan dengan gerakan mendadak atau memantul. Perut yang lambat laun mulai kelihatan juga menyebabkan Ibu mengalami kehilangan keseimbangan dan pergeseran pusat gravitasi. Ketegangan berpindah dari sendi dan ligamen reguler ke sendi dan ligamen baru yang mungkin tidak begitu terbiasa menahan beban. Hindari latihan tingkat lanjut seperti, push-up, menaikkan kedua kaki, *sit-up*, melompat, meloncat, skipping atau jenis gerak tarian cepat.

Ingat bahwa pengeluaran energi wanita hamil sekitar 300 kalori lebih banyak daripada orang yang tidak hamil. Jika Ibu berlatih fisik, makanlah secukupnya untuk mengganti kehilangan kalori. Sejumlah ahli merasa bahwa ada peluang hipertermia pada wanita hamil yang berolahraga. Hipertermia dapat membahayakan janin. Namun, sudah terbukti bahwa kenaikan suhu tubuh wanita hamil tidak setinggi suhu mereka yang tidak hamil. Ini mungkin terkait dengan fakta bahwa wanita hamil hanya melakukan latihan moderat. Wanita hamil yang berolahraga sebaiknya minum banyak cairan. Setengah liter sebelum latihan dan secangkir air setelah setiap 20 menit direkomendasikan.

Sebaiknya juga diingat bahwa ketika janin bertumbuh, kemungkinan lordosis lumbal meningkat. Artinya, pusat gravitasi beralih ke arah panggul dan menyebabkan peningkatan fleksi spina leher rahim. Beberapa olahraga air, termasuk ski dan tenis sebaiknya dihentikan dalam trimester ketiga karena daya dorong air menghambat mobilitas di daerah pergelangan tangan dan kaki dan berpotensi menyebabkan sindrom lorong karpal.

BAB 13

HIS DAN PERSALINAN

Proses his (*labor, labour*) dan persalinan mungkin tidak mudah jika Ibu tidak turut berperan aktif. Jika Ibu telah memilih sendiri, atau dianjurkan untuk persalinan sesar, akan Ibu ketahui kapan saatnya tiba di rumah sakit setelah genap waktu kehamilan (40 minggu), dan Ibu akan menjalani tahap-tahap persiapan bedah sesar. Pada sisi lain, kalau Ibu mulai mengalami tanda his normal, Ibu perlu mengetahui tentang beberapa aspek spesifik his demi kenyamanan proses persalinan.

Nyeri Punggung

Bagi sejumlah wanita, nyeri punggung dapat menjadi sangat sulit diatasi ketika his mulai. Kondisi ini dapat terjadi ketika janin berada dalam posisi posterior dan belakang kepalanya mendorong tulang kelangkang atau batas belakang tulang panggul. Mungkin, akan terasa lebih sakit bagi ibu yang mengalami skoliosis, karena kurva spina membentuk sudut yang menimbulkan tekanan lebih besar pada spina. Sebab itu, para ahli menyarankan agar penanganan his dibicarakan dan direncanakan lebih dahulu dengan GP, bidan, dokter kandungan, dan ahli bius.

Penghilang Nyeri Epidura sebagai Opsi?

Penting untuk diketahui bahwa walaupun penghilang nyeri epidura merupakan opsi, suntikan epidura mungkin tidak mudah dilakukan pada wanita dengan skoliosis berat atau pernah menjalani bedah koreksi dengan bantuan implan logam dan fusi. Kesulitan dalam mencari titik yang tepat untuk anestesi lokal pada pasien seperti itu merupakan penyebabnya.

Karena itulah, opsi penghilang nyeri lainnya dianalisis. Bahkan, selalu lebih baik untuk menginformasikan kepada ahli bius kandungan tentang riwayat kesehatan seperti itu sehingga opsi yang lebih sesuai dapat ditentukan lebih dahulu.

Kabar buruknya, nyeri punggung ini tidak mereda antara kontraksi. Kabar baiknya, ini bukan indikasi masalah dan akan berakhir setelah persalinan. Ada beberapa langkah yang dapat dilakukan untuk menghilangkan nyeri.

Gantilah posisi Ibu sesekali dan kurangi tekanan pada punggung. Cobalah berjalan-jalan kecil kalau bisa, juga membungkuk, atau berjongkok. Merangkak juga merupakan opsi yang banyak mengurangi tekanan pada punggung. Jika merasa tidak bisa bangun dari tempat tidur, cobalah ganti posisi dan balik badan sejenak.

Menggunakan kompres panas atau air panas juga bagus, tetapi ada yang mungkin merasa kompres dingin lebih baik. Atau, gunakan kompres panas disusul dengan kompres dingin lalu kompres panas lagi. Mintalah suami atau seseorang untuk memberikan tekanan berlawanan pada area yang paling sakit. Gerakan sirkular atau penggunaan buku jari juga baik. Akupresur pun mengurangi nyeri. Untuk nyeri punggung saat his, mintalah seseorang menekan bagian bawah titik tengah tumit dengan tekanan jari yang lumayan kuat.

Posisi His

Nyeri yang terasa selama his membuat Ibu merasa ingin tetap berbaring telentang. Namun, sebaiknya tidak terlalu lama dalam posisi ini selama periode his. Lantas, posisi mana yang terbaik? Posisi terbaik adalah posisi yang terasa paling nyaman selain telentang.

Posisi telentang tidak dianjurkan karena memberikan banyak tekanan pada punggung dan menimbulkan banyak ketegangan. Posisi ini juga memperlambat proses his sehingga Ibu akan menjalani his lebih lama. Beberapa pembuluh darah utama juga tertekan dan karena itu memengaruhi aliran darah menuju janin.

Posisi tegak dengan bantuan gaya gravitasi akan membantu kontraksi dalam rangka mendorong janin keluar. Berdiri, duduk di ranjang, jongkok, berlutut, dan bahkan mengangkangi kursi merupakan opsi yang dapat dipilih. Jika merasa harus berbaring, cobalah berbaring kiri.

Tahap-Tahap His

Ada tiga tahap his atau kontraksi yang telah ditentukan. Namun, seberapa cepat peralihan dari satu tahap ke tahap berikut, tidak seorang pun tahu.

Tiga tahap his ini meliputi tahap laten, aktif, dan transisi. Ketiganya merupakan bagian dari Kala Pertama persalinan yang sering disebut his (Inggris: *labour, labor*). Dalam Kala 1, terjadi penipisan dan pembukaan (dilasi) leher rahim hingga sekitar 3 sentimeter. Dalam Kala 2 dilasi kian aktif dan leher rahim membuka sekitar 7 sentimeter. Dalam Kala 3, dilasi mencapai 10 sentimeter, menandakan bahwa Ibu berada di puncak tahap persalinan dan sudah saatnya menuju ruang persalinan.

Semua wanita mengalami ketiga kala ini, kecuali menempuh jalan pintas, sesar. Kadang, Ibu bahkan mungkin tidak menyadari telah melewati kala 1 dan sedang dalam kala 2 atau 3. Ini dapat terjadi jika kontraksi dalam kala pertama dan kedua kurang kuat.

Nyeri dan Persepsi

Nyeri merupakan suatu gejala subyektif dan dapat bertambah atau berkurang karena beberapa faktor. Mungkin mengejutkan ketika mengetahui bahwa rasa nyeri dapat dikendalikan. Beberapa faktor yang meningkatkan rasa nyeri, antara lain merasa sendirian, lelah, lapar dan haus, terus memikirkan nyeri, stres dan tekanan selama kontraksi, takut akan aspek persalinan yang tidak diketahui, dan murung serta putus asa.

Pada sisi lain, ada aspek yang dapat membantu meredakan rasa nyeri, antara lain ditemani orang yang Ibu sayangi, rileks, tidak lapar selama tahap melahirkan, menjauhkan pikiran tentang nyeri dan mengalihkan pikiran ke hal lain, menggunakan teknik relaksasi seperti meditasi, visualisasi, dan sedapat mungkin mempelajari segalanya tentang tahap persalinan.

Kala Persalinan

Seluruh proses kelahiran bayi terdiri atas tiga tahap atau kala. Yang pertama adalah Kala Pembukaan (his) yang telah Ibu baca. Yang kedua adalah Kala Pengeluaran yakni mendorong keluar bayi, dan yang ketiga adalah Kala Pengeluaran Plasenta.

Selama kala pembukaan, lakukan kontraksi senyaman mungkin. Cobalah untuk mendengarkan musik. Jika beruntung memiliki televisi di kamar bersalin, Ibu dapat mengalihkan rasa sakit dengan menonton acara TV. Sedotlah air putih atau jus jeruk dan makan makanan ringan setiap kali merasa lapar. Menahan lapar hanya akan membuat Ibu semakin letih dan lesu. Hitunglah waktu antar kontraksi untuk mengetahui apakah sudah waktunya bergegas ke rumah sakit atau belum. Ketika memasuki kala dua, Ibu harus mulai melakukan latihan pernapasan. Cobalah rileks antara kontraksi dan sering-seringlah ke kamar kecil meskipun Ibu merasa tidak perlu. Bagian terakhir dari kala pertama, sebelum memasuki kala pengeluaran mungkin sulit. Kontraksi akan terjadi lebih cepat dan lebih intens. Tetaplah optimis dan pikirkan kenyataan bahwa tidak lama lagi tugas ini akan berakhir.

Kala pengeluaran memerlukan banyak kerja keras. Setelah dilasi mencapai tingkat yang memungkinkan persalinan, Ibu perlu mengejan. Pada tahap ini, Ibu mungkin merasa harus mendorong sekuat-kuatnya, dan merasakan adanya tambahan energi baru. Sebaliknya, Ibu pun dapat merasa sangat letih dan ingin "semuanya berakhir" saja. Mungkin pula terjadi kesemutan, peregangan, dan sensasi terbakar pada area vagina saat kepala bayi mulai muncul. Namun, yakinlah bahwa sakit bersalin ini tidak akan berlangsung lama jika Ibu mendorong secara lebih efisien, yakni mendorong dari bagian bawah pusar karena mendorong dari dada dapat menyebabkan nyeri dada setelah persalinan. Ikuti instruksi dokter, karena ia akan memberitahukan kapan saat yang tepat dan terbaik untuk mendorong.

Ketika sedang mendorong pada tahap ini, jangan ambil pusing soal buang air besar atau kecil secara tak sengaja karena hal seperti ini sering terjadi, dan bahkan, dokter pun tidak pernah memikirkannya sedikit pun. Ambil napas bila dokter meminta Ibu rileks, dan kumpulkan seluruh tenaga untuk mulai mendorong lagi.

Selanjutnya, Ibu memasuki kala tiga. Pada titik ini, Ibu telah membawa keluar sang bayi ke dunia ini secara efisien dan aman meskipun masih ada beberapa pekerjaan yang akan dilakukan. Plasenta yang membantu janin hidup di dalam rahim juga perlu dikeluarkan. Kontraksi ringan mungkin berlanjut. Dengarkan dokter apakah Ibu perlu mendorong agar plasenta keluar. Setelah plasenta dikeluarkan, dokter akan melakukan penjahitan jika episiotomi diperlukan. Sekarang, Ibu bisa rileks dan menikmati momen bersama bayi Ibu!

Persalinan Sesar

Jika menjalani persalinan sesar, tingkat keterlibatan Ibu tidak banyak. Namun, Ibu perlu siap mental dan fisik untuk pembedahan dan menyerahkan urusan lainnya kepada dokter bedah. Kemungkinan besar abdomen dicukur dan dibersihkan dengan antiseptik. Kateter mungkin juga dipasang ke dalam kantong kemih sehingga tindakan pada rahim tidak terganggu.

Umumnya, Ibu akan dibius (anestesi epidura) sehingga tidak akan merasakan apa pun mulai dari pinggang ke bawah dalam beberapa menit. Ibu bukan tidak sadar sama sekali dan karena itu dapat menyaksikan prosesnya jika meminta cermin atau layar monitor. Sayatan horizontal dibuat di atas garis bikini dan otot rektum ditarik menjauh dari garis tengah. Kandung kemih dilindungi dengan menariknya ke arah bawah. Uterus dibuka pada margin yang lebih rendah dan selaput air ketuban dipecahkan, jika belum pecah. Cairan ini disedot dan bayi dikeluarkan. Lalu, tali pusar dijepit dan dipotong, dan hidung serta mulut bayi disedot agar ia bisa mulai bernapas.

Ibu akan dijahit setelah persalinan. Dalam beberapa kasus, dokter bedah lebih suka melakukan pembiusan umum singkat pada saat penjahitan agar si ibu bisa rileks. Prosesnya berlangsung kurang dari 30 menit, dan sewaktu Ibu dijahit dan dipindahkan ke ruang pemulihan, bayi akan dibersihkan lalu diletakkan di samping Ibu.

Anestesi Epidura

Epidura juga merupakan opsi penghilang nyeri, meskipun Ibu tidak menjalani persalinan sesar. Bius lokal ini memblokir nyeri pada area perut dan vagina. Kadang, epidura diterapkan dengan epinefrin, fentanil, morfin, atau klonidin untuk meningkatkan efek atau mengatur tekanan darah. Suntikan epidura diberikan sebelum kala aktif dimulai. Ibu dapat disuntik sambil berbaring samping atau duduk dengan bentuk punggung melengkung.

Ada dua tipe epidura utama – epidura reguler dan kombinasi epidura spina. Epidura reguler merupakan kombinasi narkotika dan anestesi yang diatur melalui sebuah pompa atau suntikan periodik. Epidura kedua disebut juga 'epidura berjalan' karena Ibu dapat berjalan lebih bebas.

Epidura dapat membantu Ibu rileks jika tahap his terasa sangat menyakitkan atau berlangsung lama. Hilangnya rasa nyeri juga memungkinkan Ibu berperan aktif dalam proses kelahiran. Kadang, suntikan epidura dapat membuat Ibu menggigil, sakit kepala, atau tinitus sementara, tetapi efek samping ini tidak berarti dibandingkan dengan efek penghilang nyeri yang diberikan.

Proses pembiusan epidura tidak berbahaya. Juga tidak ada riset yang menunjukkan dampak negatif pada bayi. Walaupun Ibu tidak mampu merasakan kontraksi karena efek mati rasa, Ibu masih mampu mendorong sesuai instruksi dokter. Sejumlah bantuan mungkin diperlukan dalam rangka menekan perut guna membantu proses ini.

Kadang ahli bius tidak dapat menemukan rongga epidura karena kondisi skoliosis Ibu. Hal ini dapat pula terjadi pada mereka yang tidak mengalami skoliosis, tetapi mengalami masalah punggung atau kelebihan berat badan. Mengingat kondisi Ibu, sebaiknya Ibu mempersiapkan persalinan tanpa epidura untuk berjaga-jaga seandainya rongga epidura sulit ditemukan. Pelajari metode penghilang nyeri lainnya seperti pijat, pemosisian, dan stimulasi saraf listrik transkutan (*Transcutaneous Electrical Nerve Stimulation*, TENS).

BAB 14

LATIHAN PASCAPERSALINAN BAGI WANITA PENGIDAP SKOLIOSIS

Latihan pascapersalinan sangat penting untuk semua wanita karena bukan hanya dapat membantu mengembalikan bentuk badan sebelum hamil, melainkan juga membantu memulihkan tenaga yang hilang selama proses kehamilan dan kelahiran. Latihan menjadikan otot, ligamen, dan seluruh tubuh Ibu kembali sehat, kuat, dan bertenaga seperti sediakala.

Setelah mencapai tingkat kenyamanan dengan latihan ini, selanjutnya Ibu dapat beralih ke latihan khusus untuk meluruskan kurva spina, yang dijelaskan dalam buku saya sebelumnya, 'Kesehatan di Tangan Anda: Program Pencegahan dan Penyembuhan Skoliosis untuk Anda'.

Namun, ada banyak hal yang perlu diingat ketika kembali berolahraga setelah melahirkan. Jangan terlalu terburu-buru untuk mendapatkan bentuk tubuh semula karena dapat menimbulkan cedera lebih besar pada otot-otot kendur. Ingatlah bahwa ada banyak dampak persalinan yang perlu dipulihkan sebelum memulai rutinitas Ibu. Manfaatkan waktu ini untuk menjalin kasih dengan anak-anak Ibu dan luangkan waktu sebanyak mungkin bersama bayi.

Kiat Sebelum Memulai Latihan Pascapersalinan

Penting bahwa Ibu menjalani pemeriksaan pascakelahiran sebelum mulai berolahraga. Pilihan ini dapat dilakukan setelah 6 minggu persalinan. Mereka yang telah menjalani persalinan sesar mungkin harus menunggu sekitar 8 hingga 10 minggu setelah persalinan untuk memulai berolahraga. Alasannya karena efek jangka panjang relaksin, yang menyebabkan ligamen dan otot perut menjadi kendur dan lemah. Beberapa minggu setelah persalinan ini penting untuk penormalan kembali ukuran rahim dan untuk memastikan tidak lagi terjadi perdarahan. Selain itu, area vagina pun perlu menjadi pulih kembali jika terdapat jahitan.

Apabila Ibu memulai latihan setelah pemeriksaan pascakelahiran, pastikan Ibu cukup siap untuk latihan tersebut. Di bawah ini terdapat beberapa kiat yang akan membantu Ibu menyiapkan diri untuk sesi olahraga pasca-persalinan.

- Kenakan pakaian yang betul-betul nyaman sehingga memudahkan gerakan. Ada wanita yang lebih menggemari pakaian longgar, khususnya pada area panggul dan spina. Bagaimana pun, pastikan pelatih dapat melihat postur Ibu agar ia dapat membenahi kesalahan postur saat latihan. Sebaiknya, gunakan bra yang berukuran pas sehingga tidak terlalu menekan payudara. Jangan terlalu longgar karena sangat tidak nyaman. Ibu mungkin pula ingin memakai bantalan payudara apabila merasa akan terjadi rembesan ASI.

- Sebaiknya, gunakan alas kaki yang mampu menyerap goncangan sehingga meminimalkan pengaruh hentakan pada tulang pulang.

- Pastikan Ibu tidak berlatih saat perut kosong. Walaupun mungkin Ibu pernah menjalankan sesi senam pagi prahamil (sebelum sarapan), ini bukan saatnya melanjutkan rutinitas lama tersebut. Makanlah sesuatu beberapa jam sebelum latihan sehingga tersedia cukup energi. Sebaiknya makan makanan ringan berkarbohidrat, 30 menit sebelum sesi latihan. Ibu bisa juga makan sekitar 15 menit setelah latihan agar terjadi penyerapan dan pencernaan karbohidrat dengan lebih baik.

- Mungkin sulit mencari waktu untuk sesi latihan dua jam karena banyak pekerjaan rumah yang tertunda, walaupun bayi sedang tidur. Selain itu, Ibu sendiri pun perlu tidur di siang hari untuk menutup kurang tidur pada malam hari. Jangan berupaya mencapai terlalu banyak dalam waktu singkat. Cobalah membagi waktu latihan menjadi beberapa sesi di rumah sekiranya Ibu tidak mempunyai waktu dua jam penuh.

- Tidak tepat bila melakukan latihan daya tahan ketika Ibu lelah. Tetapi, latihan ringan dengan intensitas yang tepat dapat membuat Ibu merasa lebih energik dan bersemangat. Jalan-jalan menghirup udara segar bersama bayi dalam kereta, dapat membantu Ibu merasa lebih baik.

- Kalau sudah terbiasa menjaga bentuk badan sebelum kehamilan, Ibu mungkin akan sangat tergoda untuk melakukan sesuatu secara berlebihan. Ada wanita yang sangat bersemangat untuk mengembalikan bentuk badan semula secepat mungkin sehingga melakukan sesi latihan secara berlebihan. Harap diingat bahwa ceroboh dalam hal ini dapat menyebabkan masalah kelak dengan konsekuensi yang lebih signifikan.

- Perhatikan tanda-tanda peringatan dari tubuh yang menunjukkan bahwa Ibu harus beristirahat berlatih. Sesak napas, pusing, dan mual merupakan tanda-tanda penting. Jika merasa goyah di atas mesin kardiovaskular atau mengalami kesulitan dalam koordinasi gerak, disarankan untuk berhenti sejenak. Sebaiknya, berhati-hatilah dengan otot gemetar dan napas tersengal setelah beberapa perulangan.

Reaktivasi Otot Transversus Abdominis (TrA)

Reaktivasi TrA merupakan latihan pertama yang sebaiknya dijalankan setelah meninggalkan rumah sakit. TrA merupakan otot postur yang memelihara stabilitas lumbo-pelvis (pinggang-panggul) dan otot penjaga keseimbangan lainnya. Otot-otot stabilitas ini perlu diaktifkan kembali setelah persalinan karena telah berubah selama kehamilan.

Ada beberapa langkah praktis yang dapat digunakan untuk mengaktifkan TrA.

- Berdiri atau duduk tegak dan tempatkan jari pada tulang pinggul bagian depan.

- Gerakkan jari secara diagonal menuju jaringan lembut abdomen.

- Tekan jaringan lembut itu beberapa kali dan lakukan batuk ringan.

- Pada saat ini otot TrA dan *Internal Oblique* (IO) akan terasa berkontraksi.

- Efek ini dapat juga dicapai tanpa batuk, yakni dengan menarik perut ke dalam.

Hanya inilah langkah-langkah praktis untuk mengaktifkan otot TrA. Selain belajar menemukan letak TrA, Ibu juga perlu belajar menerapkan sikap tegak dan cara bernapas yang tepat ketika berlatih.

Latihan Pascapersalinan

Latihan ini dapat dibagi menjadi berbagai kategori yang meliputi latihan peregangan, latihan mobilisasi dan latihan stabilisasi. Walaupun latihan daya tahan dan kekuatan tubuh dapat dilakukan, sebaiknya dibatasi mengingat dampaknya berupa keletihan otot dan ligamen. Keadaan otot yang telah kendur dapat melemahkan struktur skeletal kalau latihan ini dilakukan sebelum benar-benar pulih.

Di bawah ini, terdapat beberapa latihan mobilitas, peregangan, dan stabilitas yang dapat dimulai setelah persalinan.

Latihan mobilisasi

Sebaiknya Ibu memulai dengan latihan mobilisasi. Alasannya, karena latihan ringan ini dapat melenturkan tubuh untuk melakukan latihan lainnya. Disarankan supaya Ibu memulai dari latihan paling dasar jikalau dokter telah setuju setelah checkup pascapersalinan. Ini penting dan esensial meski Ibu pernah menjalankan latihan tingkat lanjut sebelum hamil.

Mungkin sikap berdiri Ibu akan lebih terbuka daripada semestinya sebab Ibu merasa panggul Ibu telah melebar. Jadi, hendaknya diingat agar berdiri cukup dengan kaki terbuka selebar panggul.

Beberapa latihan mobilisasi yang dapat dilakukan tercantum di bawah ini.

Lingkar Bahu

Tujuan: menggerakkan persendian bahu.

1. Berdiri tegak dan kedua lengan rileks di samping

2. Tarik perut ke arah dalam lalu gerakkan bahu (kiri atau kanan) arah melingkar dengan urutan ke depan, ke atas, ke belakang lalu ke bawah. Ulangi 20 kali pada kedua sisi.

3. Lutut agak ditekuk, berdiri tegak, dan gerakkan bahu secara perlahan dan terkontrol.

4. Ulangi set latihan dengan menggerakkan bahu ke belakang, ke atas, ke depan lalu ke bawah.

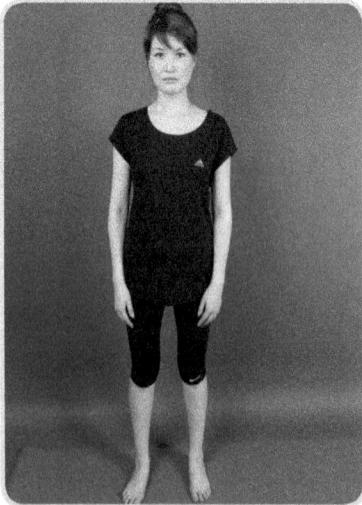

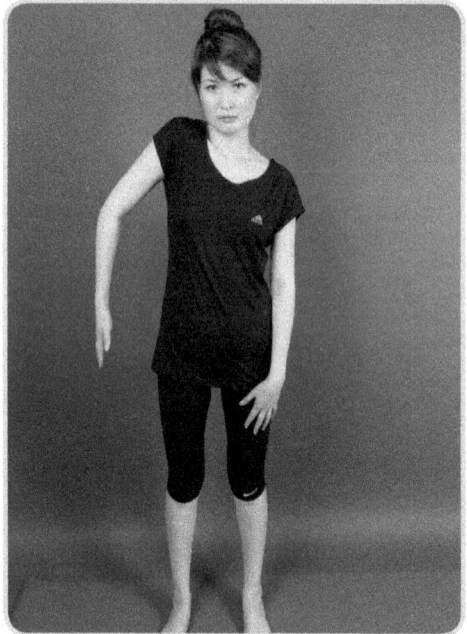

Tekuk Samping

Tujuan: meningkatkan mobilitas spina.

1. Posisi: berdiri tegak dengan kedua tangan rileks di samping. Pastikan agar kaki tidak terbuka lebar karena dapat menyebabkan panggul goyah dan mengakibatkan tulang spina terputar ke samping.

2. Tarik perut ke dalam dan tekuk badan ke samping pada pinggang. Tekuk senyaman mungkin tanpa harus berlebihan.

3. Kembali ke posisi semula dan ulangi pada sisi yang lain.

4. Ulangi gerakan ini 20 kali pada kedua sisi.

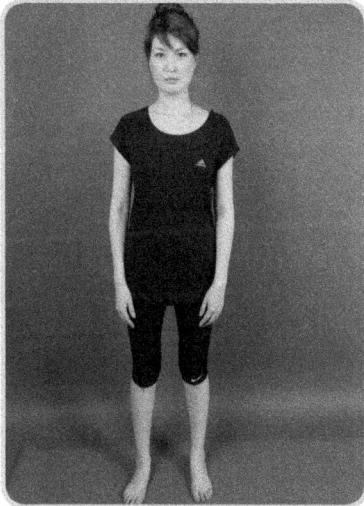 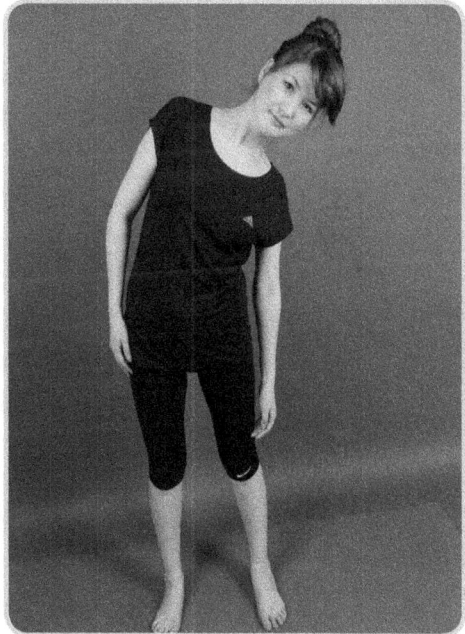

Rotasi Batang Tubuh

Tujuan: membantu menggerakkan tulang spina area dada; bagian yang menjadi kaku selama kehamilan.

1. Posisi: berdiri tegak, siku ditekuk dan diangkat setinggi dada.

2. Tarik perut ke dalam sambil putar tubuh bagian atas ke kanan.

3. Kembali ke posisi semula lalu putar ke kiri.

4. Jaga agar tulang belikat tetap ke arah bawah lalu pelan-pelan panjangkan spina ketika memutar tubuh bagian atas. Pastikan panggul dan lutut tidak digunakan untuk memutar badan.

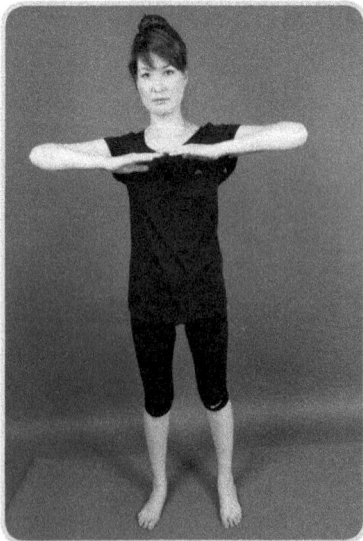

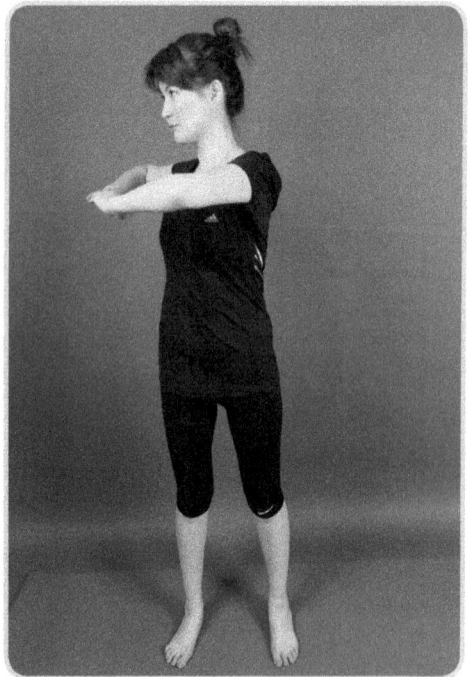

Rotasi Panggul

Tujuan: melenturkan otot punggung bawah.

1. Posisi: berdiri tegak dan letakkan kedua tangan di depan bawah sangkar tulang rusuk dengan siku ditekuk.

2. Tarik perut ke dalam dan gerakkan pinggul dengan arah melingkar lebar. Pastikan lutut agak ditekuk dan spina dipanjangkan.

3. Gerakan hanya terjadi pada bagian pinggang ke bawah, sementara tubuh bagian atas tidak. Upayakan dada tetap terangkat nyaman ketika melakukan rotasi penuh.

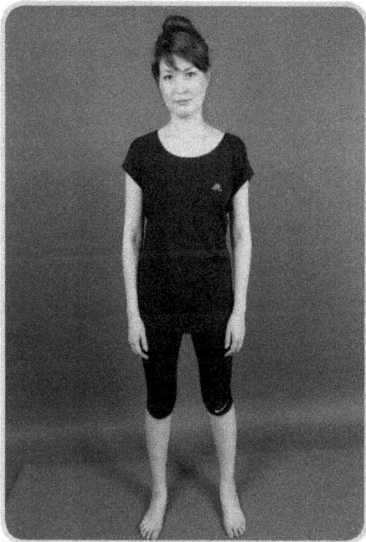

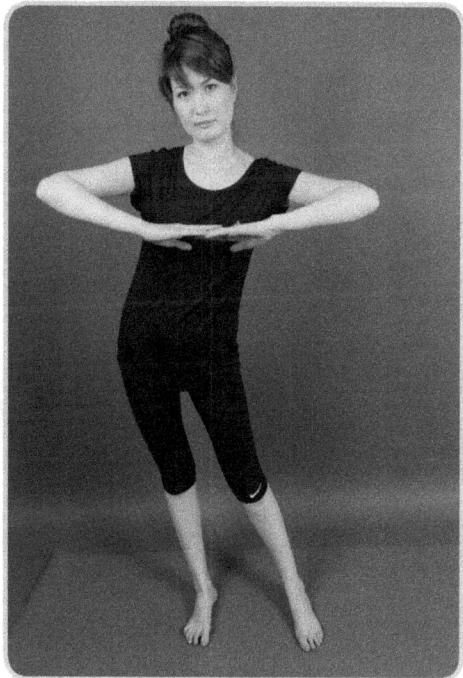

Liuk Batang Tubuh

Tujuan: mengendurkan tubuh bagian atas dan melebarkan dada.

1. Posisi: berdiri tegak, lengan terbuka ke samping.

2. Tarik dan tahan otot perut ke dalam, jungkit (angkat) panggul dengan meliukkan tulang tungging.

3. Putar bagian atas tubuh sambil menggerakkan lengan ke depan.

4. Kembali ke posisi semula, juga sambil menggerakkan lengan ke samping.

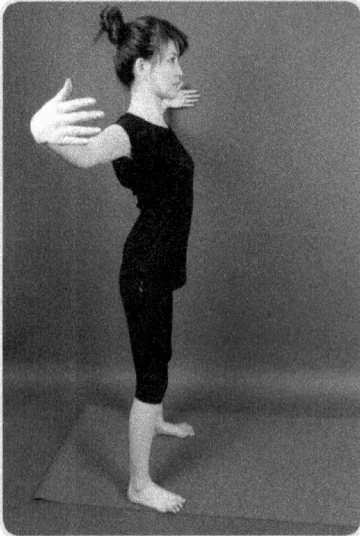

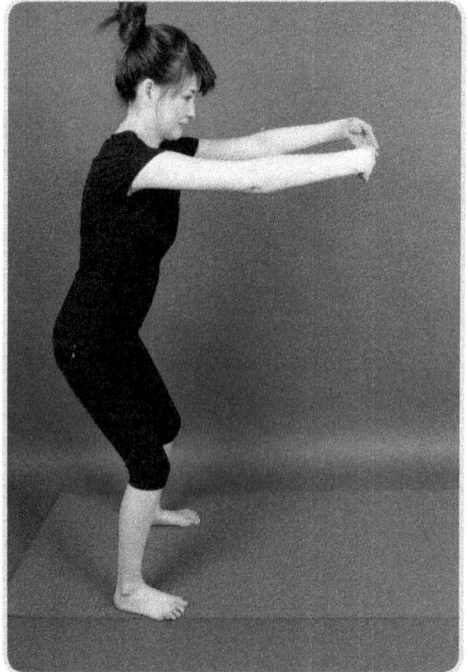

Mobilitas Leher

Tujuan: membantu mengurangi ketegangan di leher.

1. Posisi awal: berdiri tegak dengan kedua lengan di samping.

2. Tarik dan tahan otot perut ke dalam, putar kepala ke kanan dengan arah pandang di atas bahu.

3. Berhenti sejenak lalu kembali ke tengah dan ulangi ke sisi kiri.

4. Jangan memiringkan kepala dan memanjangkan spina setiap kali kembali ke posisi awal.

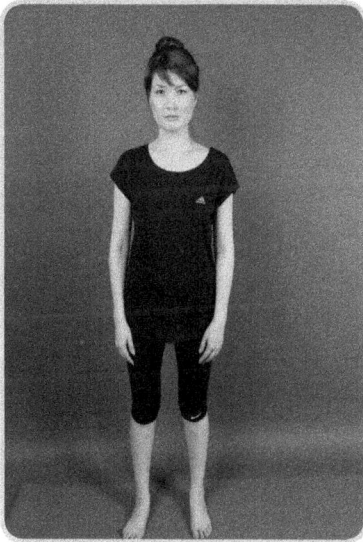

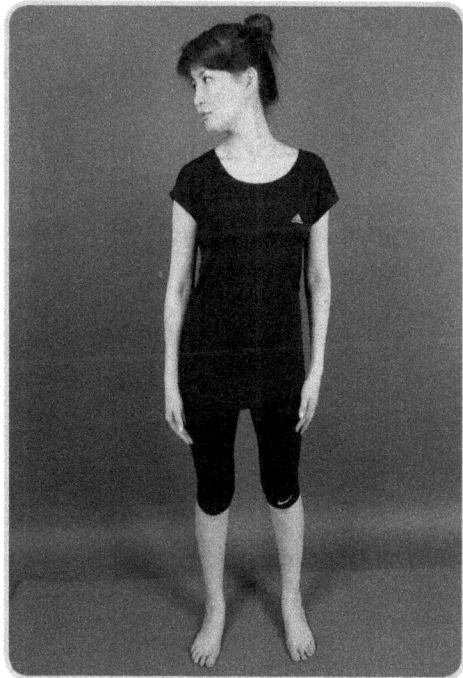

Latihan Peregangan

Spina mengalami banyak tekanan selama sembilan bulan mengandung. Banyak otot sepanjang spina menjadi tegang karena variasi postur yang perlu dilakukan ketika mengandung dan mengasuh bayi. Pastikan untuk tidak menahan peregangan lebih dari 15 hingga 30 detik, agar tidak mencederai otot yang masih terlalu lemah.

Berikut ini adalah beberapa latihan peregangan setelah persalinan dan pemeriksaan pascakelahiran.

Regang Pelangi

Manfaat dan tujuan: latihan ini bekerja pada spina toraks dan meregangkan otot pektoral.

1. Posisi awal: baring kiri di lantai dengan bantal di bawah kepala. Luruskan tangan dan satukan seperti dalam posisi doa lalu letakkan pada lantai. Tekuk dan rapatkan lutut.

2. Sambil tarik otot perut, buka tangan ke arah langit-langit sambil mendongak ke langit-langit.

3. Gerakkan tangan terus ke sisi kanan sambil menggerakkan kepala mengikuti tangan.

4. Saat lengan mencapai sisi kanan, istirahat sebentar dan ambil napas.

5. Tarik tangan ke posisi semula menggunakan otot perut.

6. Pastikan agar spina pada area panggul dan pinggang tetap dalam posisi awal.

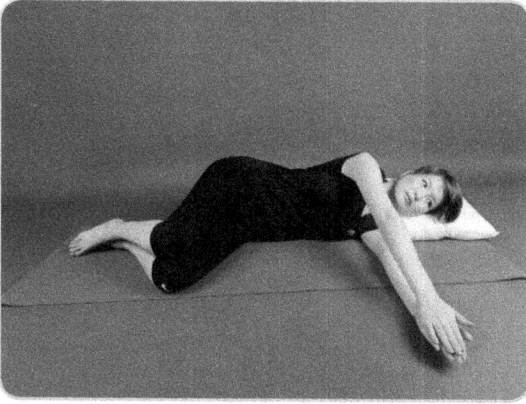

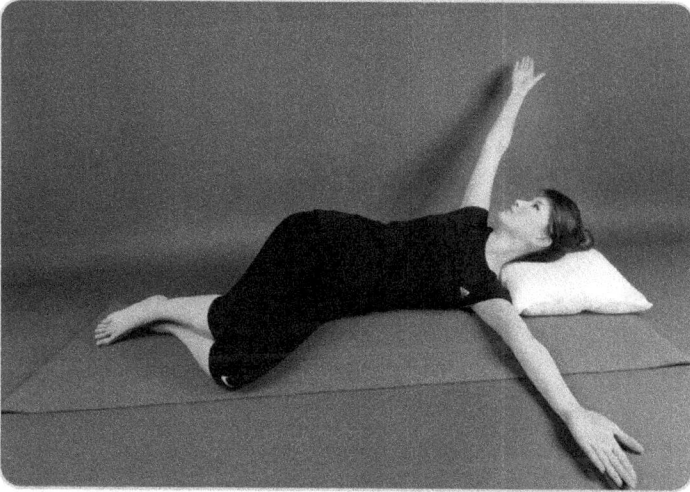

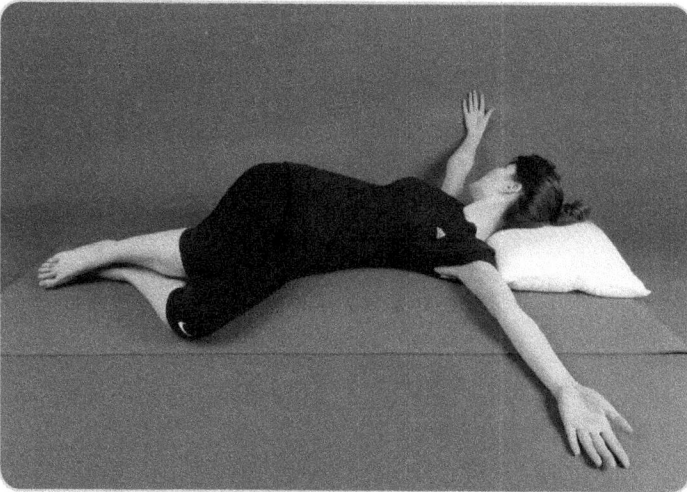

Duduk-Regang Pektoral

Tujuan: membantu memperbaiki postur dan memperpanjang otot dada.

1. Posisi awal: duduk tegak dan bersila di lantai.

2. Gerakkan tangan ke belakang dan letakkan di lantai. Jaga agar badan tidak condong belakang.

3. Tarik perut ke dalam, lebarkan dada dan tekuk siku ke belakang.

4. Akan terasa peregangan pada dada dan bahu pada tahap ini.

5. Perhatian: jika menginginkan efek peregangan yang baik, lebarkan dada dan jangan naikkan dada.

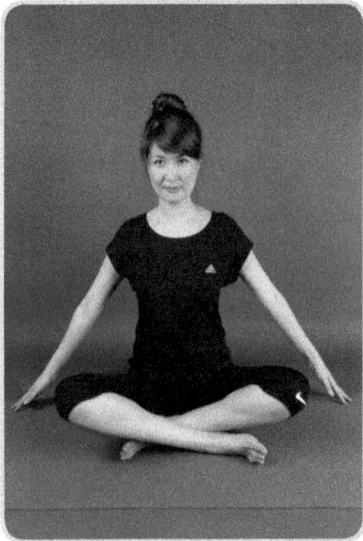

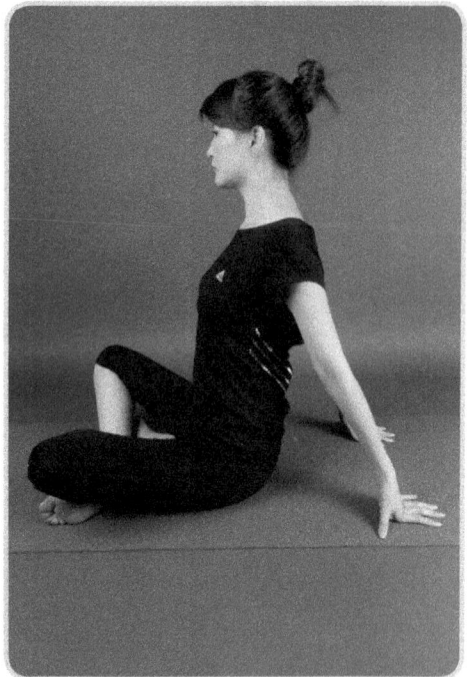

Duduk-Regang Otot Trapesius

Tujuan: untuk mengurangi stres pada otot bahu-tengah dan perubahan postur.

1. Posisi: duduk tegak bersila di lantai, buka lengan ke samping.

2. Posisi tulang belikat sebaiknya ke bawah.

3. Sambil angkat tulang panggul ke atas, tarik lengan ke dalam dan bungkukkan spina bersama kepala.

4. Pegang siku sebelah lalu condongkan dan tekan bahu ke depan.

5. Selama peregangan ini, lakukan pernapasan normal.

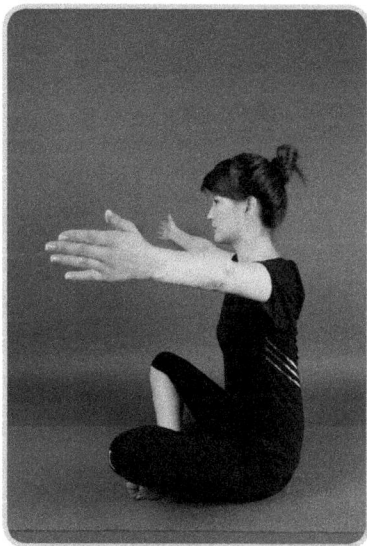
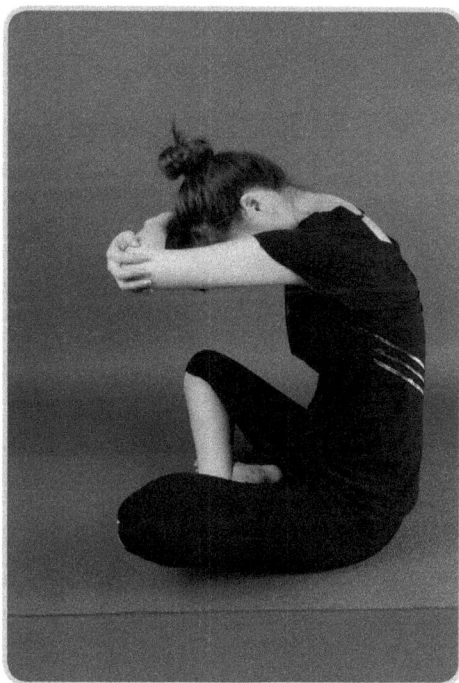

Duduk-Regang Latissimus Dorsi

Tujuan: mengurangi sakit dan tegang pada otot punggung dan memperbaiki mobilitas otot dada.

1. Duduk tegak bersila di lantai dan taruh ujung jari tangan di lantai, di samping depan panggul.

2. Angkat satu tangan dan bawa ke atas seolah hendak menyentuh langit-langit. Rasakan peregangan pada sisi tangan yang terangkat.

3. Lanjutkan dengan gerakan melengkung sambil menggeser jauh tangan yang ada di lantai dari tubuh.

4. Gerakkan kembali ke posisi awal.

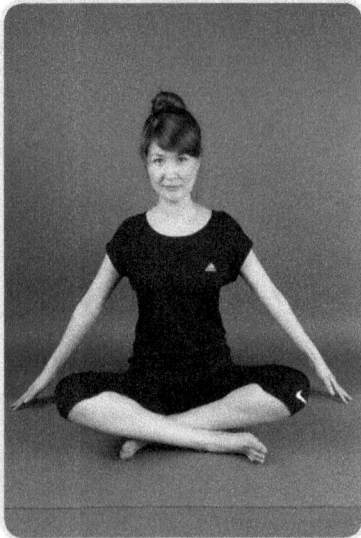
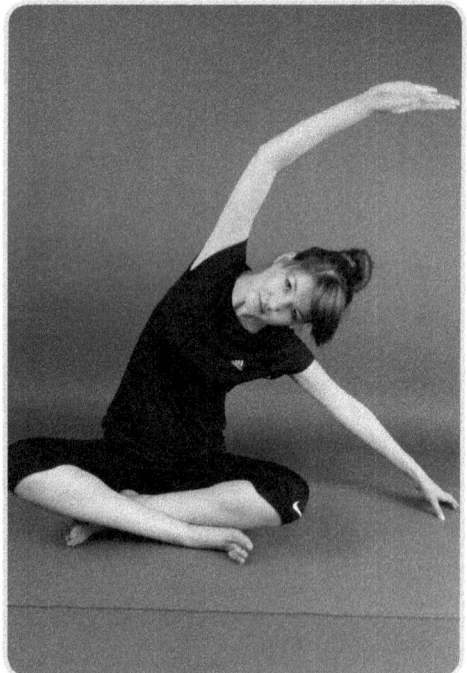

Duduk-Regang Leher

Tujuan: membantu mengurangi ketegangan pada otot leher.

1. Posisi awal: Postur tegak di lantai dengan kedua tangan di samping.

2. Miringkan kepala ke kanan hingga telinga mendekati bahu.

3. Jangan angkat bahu untuk menyentuh telinga.

4. Kembali ke posisi semula dan gerakkan ke sisi kiri.

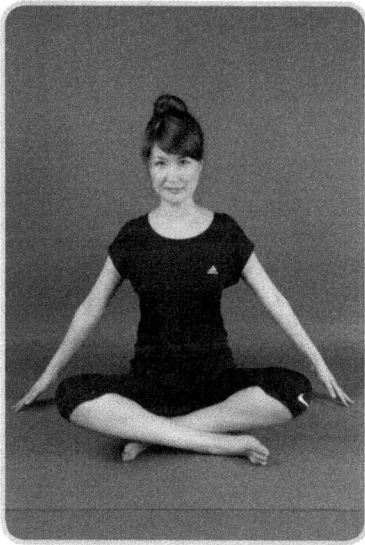
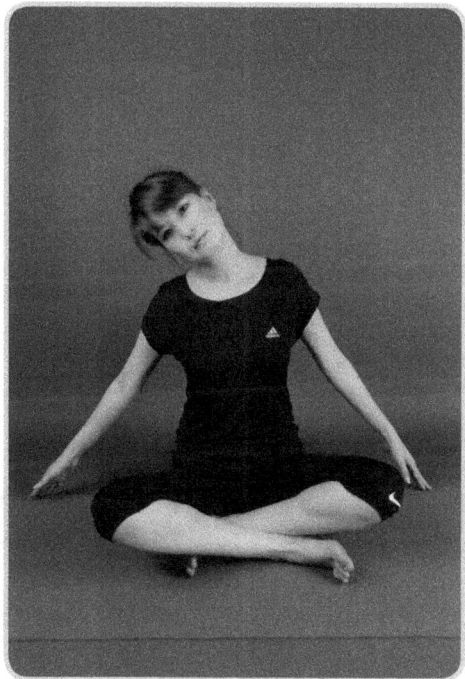

Berdiri - Jangkau Ke Atas

Manfaat: sangat menyegarkan

1. Posisi awal: berdiri tegak dan kedua lengan rileks di samping.

2. Tarik napas panjang dan gerakkan tangan ke depan lalu ke atas ke arah langit-langit. Rasakan pemanjangan spina. Pastikan agar tulang belikat ditarik turun ketika mengangkat lengan. Jaga agar lengan agak ke depan untuk mempertahankan sikap postur netral

3. Hembuskan napas sambil menurunkan tangan.

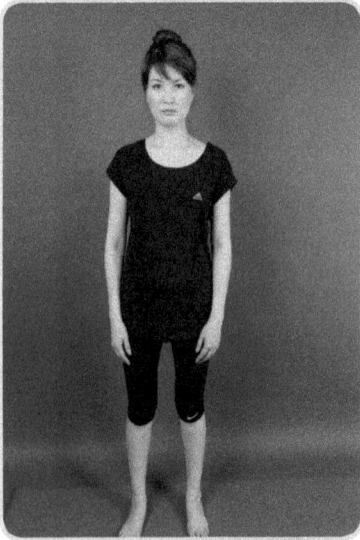
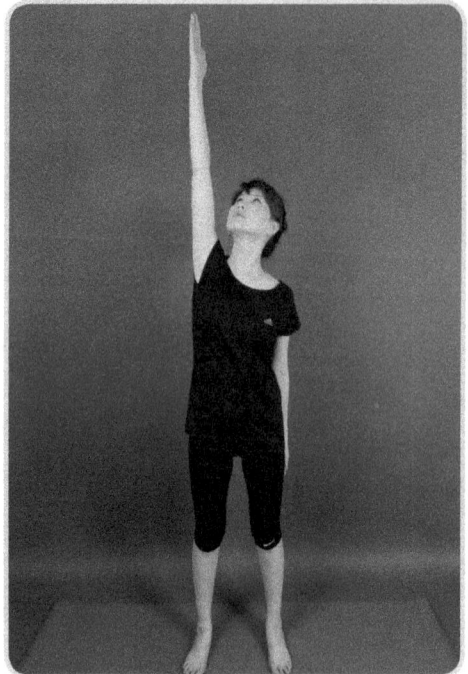

Berdiri - Regang Samping

Tujuan: memperpanjang dan melepaskan ketegangan otot *latissimus dorsi* (punggung), serta membantu meningkatkan mobilitas toraks.

1. Posisi awal: berdiri tegak dengan kedua tangan pada panggul.

2. Tarik otot perut dan naikkan tangan kanan seolah hendak menjangkau langit-langit lalu gerakkan tangan kanan ke sisi kiri sehingga terjadi peregangan pada sisi pinggang kanan. Jangan tekan panggul atau membengkokkan badan ke sisi lain

3. Gerakkan kembali tangan ke atas, turunkan, lalu ulangi.

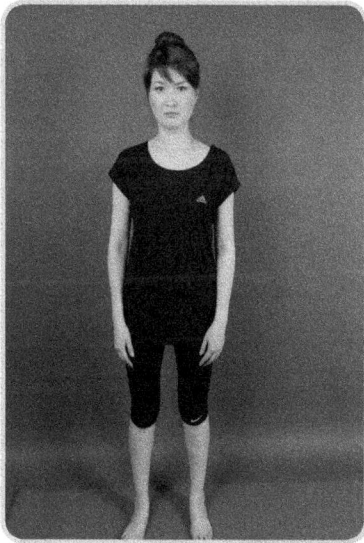

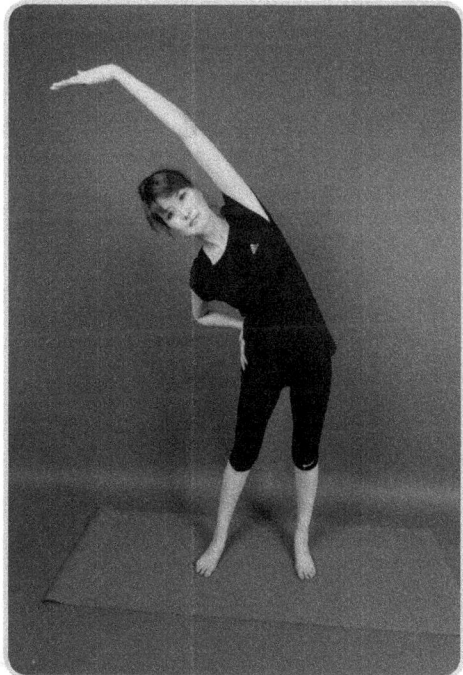

4. Ganti tangan.

Latihan Stabilitas Poros untuk Pemula

Latihan stabilisasi ini bagus untuk ibu baru. Sebuah bola stabilitas perlu digunakan untuk memperkuat otot-otot utama perut yang telah kendur selama periode kehamilan.

Poros tubuh pada dasarnya merupakan pusat tubuh - lebih khusus lagi, otot perut, otot pinggul, bokong, punggung, dan dasar panggul. Semua otot poros bahu-membahu sebagai satu kesatuan; mereka terhubung oleh fasia, suatu lapisan jaringan ikat.

Berikut ini beberapa latihan poros yang bermanfaat bagi Ibu setelah melahirkan dan menjawab keinginan Ibu untuk memiliki perut rata.

Pemanasan Dasar Panggul

1. Baring telentang, lutut ditekuk. Akan ada ruang antara lantai dengan punggung bawah dan leher karena poros Ibu belum diaktivasi.

2. Tarik napas, lalu hembuskan sambil jungkit panggul ke arah pusar. Gerak jungkit ini kecil sehingga tidak akan terlihat jelas pada perut Ibu. Terus tarik tanpa membiarkan perut "membuncit."

3. Tahan posisi ini hingga 10 detik, lalu istirahat selama 10 detik

4. Lemaskan dasar panggul.

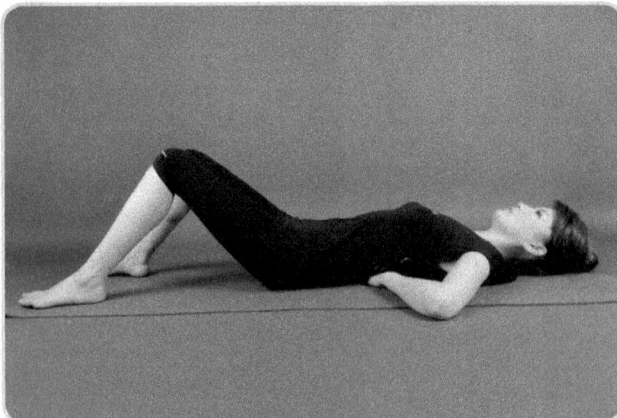

Vakum Perut Empat-Titik

1. Berlutut dengan panggul di atas lutut dan bahu di atas telapak tangan (posisi merangkak)

2. Dengan posisi tulang belakang nyaman, tanpa tekanan, dan kesegarisan netral, tarik napas dan biarkan perut Ibu turun ke arah lantai.

3. Hembuskan napas dan tarik pusar ke dalam sambil menjaga punggung seperti pada posisi awal

4. Tahan selama merasa nyaman

5. Jika ingin ambil napas, lemaskan dinding perut sambil tarik napas, dan ulangi latihan ini 10 kali

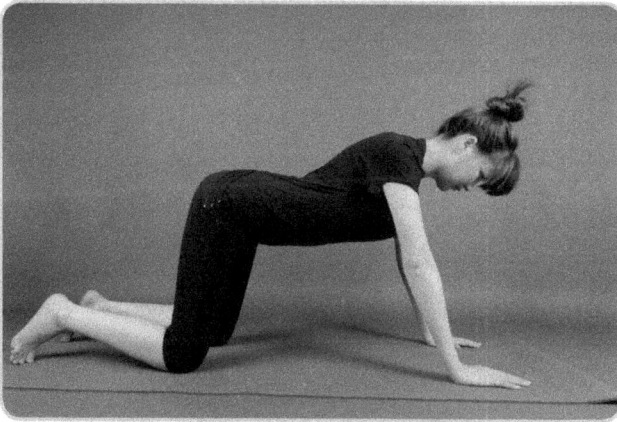

Posisi Plank

1. Mulailah dengan telungkup di lantai, atau matras. Tempatkan siku dan lengan bawah di bawah dada

2. Tolak badan Ibu ke atas membentuk jembatan dengan tumpuan jari kaki dan lengan.

3. Pertahankan punggung datar dan jangan biarkan pinggang melorot turun.

4. Tahan selama 60 detik

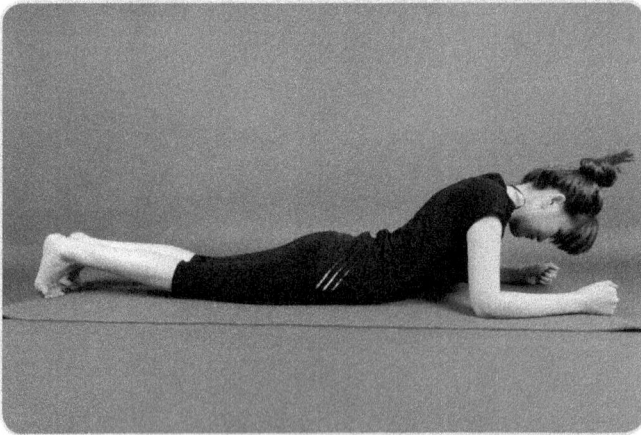

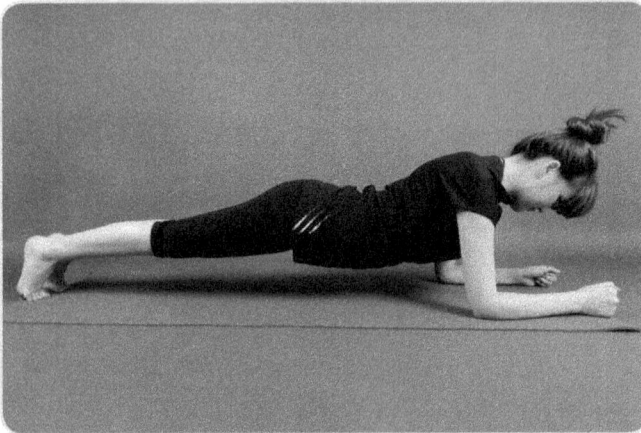

Terjang Putar Poros

1. Posisi awal: berdiri, kaki sejajar, satukan kedua tangan dan arahkan lurus ke sisi kiri setinggi bahu.

2. Maju selangkah dengan kaki kanan, perlahan putar poros dari pinggang ke kanan.

3. Lalu, maju selangkah dengan kaki kiri, perlahan putar poros dari pinggang ke kiri.

4. Ulangi 20 kali.

5. Agar lebih sulit, gunakan beban 1-3 kg

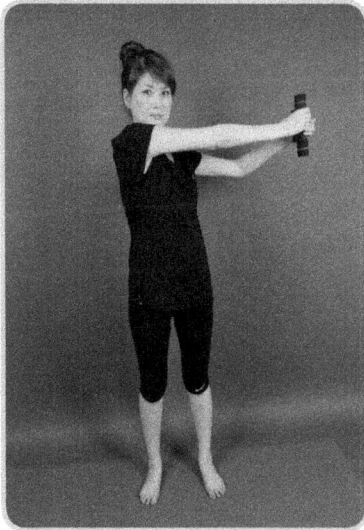
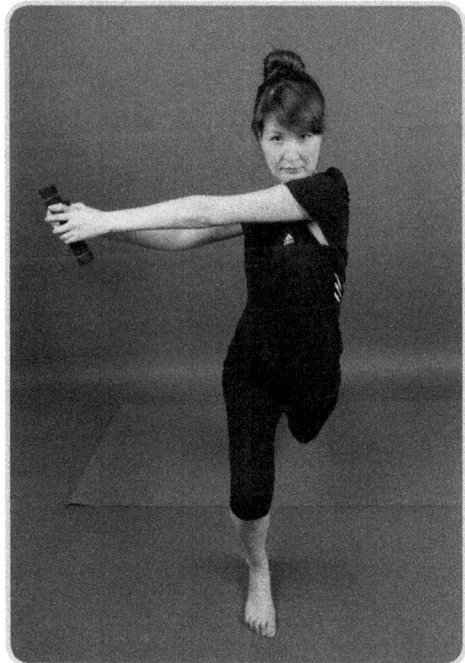

Peringatan jika Ibu Menjalani Bedah-Sesar

Latihan yang disebutkan dalam buku ini aman dan mudah dilakukan. Namun, jika Ibu menjalani bedah-C, beberapa gerakan mungkin mengganggu area sayatan. Kalau merasa tidak nyaman, meski hanya sedikit, istirahatlah beberapa waktu sampai Ibu benar-benar pulih untuk mulai lagi. Sebaiknya, ganjal area perut dengan bantal agar lebih nyaman.

Umumnya, Ibu akan mampu memulai latihan sekitar 6 minggu setelah persalinan. Mereka yang melahirkan normal bisa memulai lebih awal. Ibu pun mungkin merasa mati rasa untuk beberapa waktu setelah pembedahan. Ingatlah bahwa saraf Ibu dipotong saat Bedah-C dan membutuhkan waktu pemulihan.

Jaringan Parut setelah Bedah-C

Banyak wanita mencemaskan jaringan parut yang terbentuk di atas bekas luka Bedah-C. Sebenarnya, parut ini dapat dicegah jika Ibu berolahraga dan beraktivitas. Kent Snowden, seorang dokter kandungan dan ginekolog menyatakan bahwa 'parut sangat mungkin berupa kerusakan jaringan lemak'. Setelah bengkak berkurang dan Ibu kembali menjalani hidup normal, satu-satunya kenangan Bedah-C mungkin berupa jaringan parut. Namun, pastikan memberi waktu sedikitnya 6 bulan untuk pemulihan.

Latihan Stabilisasi Poros Lanjutan

Setelah menyelesaikan latihan stabilisasi poros untuk pemula, kini saatnya melanjutkan latihan tingkat mahir dengan target berbagai bagian poros tubuh.

Guling Bola Ke Depan

1. Berlutut di depan bola Swiss dan letakkan kedua siku di belakang titik tertinggi bola. Sudut pada panggul dan bahu harus sama besar. Bayangkan bahwa sebuah kotak bisa diletakkan di antara belakang lengan dan paha

2. Perlahan tarik pusar ke dalam dan tahan posisi nyaman punggung dan kepala

3. Gulir ke depan, pindahkan kaki dan lengan dalam jarak yang sama sehingga sudut-sudut pada bahu dan pinggul tetap sama sambil bergulung semakin jauh. Upayakan menarik pusar semakin dalam

4. Hentikan pada titik tepat sebelum kehilangan bentuk. Punggung bagian bawah akan terasa turun ketika bentuk ini buyar. Berhenti sebelum titik buyar ini.

5. Untuk pemula, mulai dari posisi akhir dan tahan selama tiga detik, lalu kembali ke posisi awal. Tempo gerakan terdiri atas: tiga detik tahan, tiga detik kembali

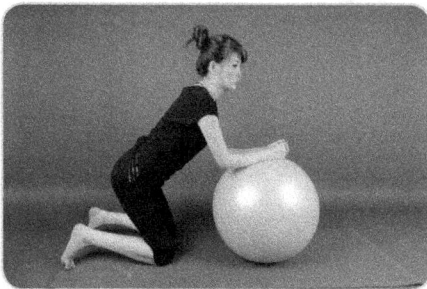

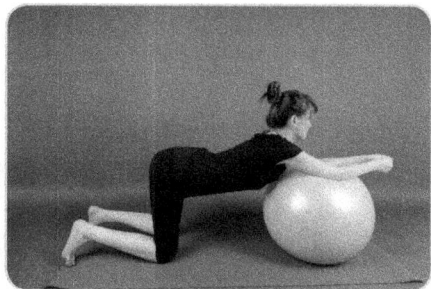

Menggilas Bola Swiss

1. *Perhatian:* Bila merasa pusing saat melakukan latihan ini, bersandarlah sedikit ke depan pada bola. Dalam kasus apa pun, hentikan latihan ini segera bila terus merasa pusing.

2. Telentang dengan punggung nyaman di atas bola Swiss

3. Tempelkan lidah dan tahan pada langit-langit mulut

4. Sambil menggilas bola dengan punggung, bayangkan seolah-olah sedang menggulirkan spina dari kepala ke panggul

5. Saat kembali, rilekskan ruas vertebra satu demi satu, mulai dari ruas punggung bawah sampai kepala

6. Hembuskan napas saat naik dan tarik napas saat kembali

7. Posisi lengan:

   Pemula — lengan meregang dan menjangkau ke depan

   Menengah — lengan bersilang di dada

   Mahir — ujung jari di belakang telinga (jangan topang kepala dan leher dengan tangan)

8. Tempo selambat laju pernapasan.

9. Ulangi 20 kali.

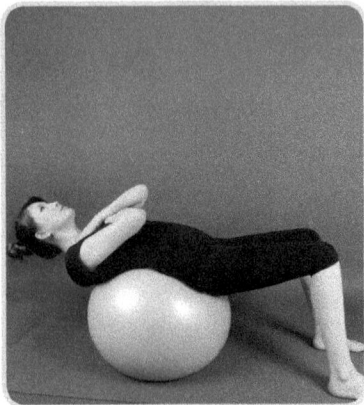 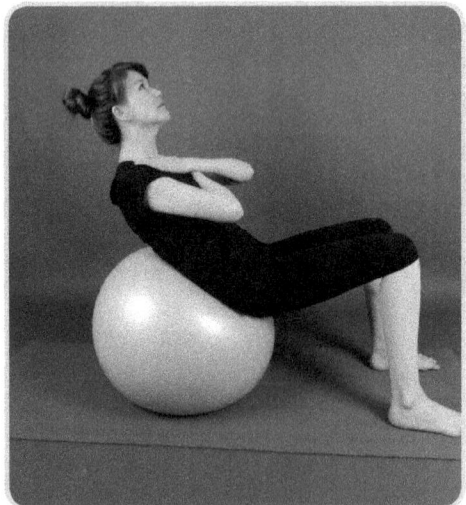

Sikap Kuda Dinamis

1. Letakkan tangan dengan pergelangan tangan tepat di bawah bahu dan lutut tepat di bawah pinggul (posisi merangkak)

2. Kontraksikan perut, perlahan luruskan kaki kanan ke belakang dan gerakkan sedikit ke luar sambil meluruskan tangan kiri ke depan, jempol ke atas

3. Ulangi pada satu sisi sebanyak 10 kali

4. Lepaskan dan ulangi dengan kaki kiri dan tangan kanan

Selain latihan peregangan, pergerakan, dan stabilisasi, olahraga air pun bagus, bahkan setelah persalinan. Barangkali, Ibu masih tetap berolahraga air sejak hamil dan jika menggemarinya, Ibu dapat melanjutkan setelah persalinan.

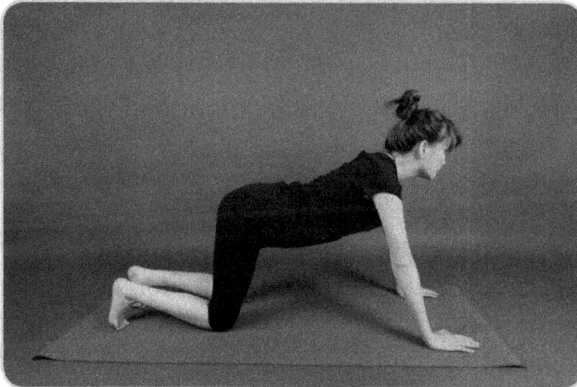

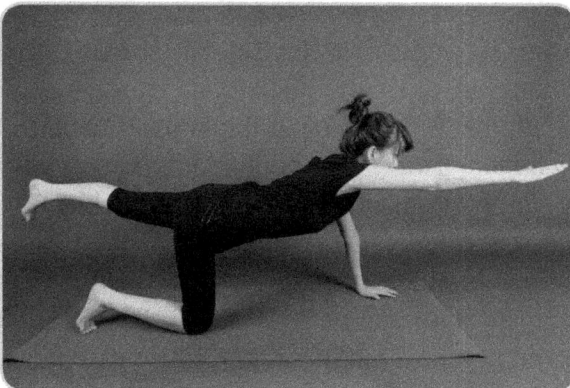

Olahraga air

Ada sejumlah kelebihan pada olah raga air. Salah satunya, tekanan pada persendian jauh lebih sedikit. Juga lebih mudah berolahraga dalam air ketika berat badan berlebih. Tekanan air pada berbagai bagian tubuh juga bagus untuk sirkulasi darah. Sirkulasi yang diperoleh juga membantu mengalirkan darah secara efektif melalui ginjal sehingga retensi air, yakni bagian integral dari pertambahan berat selama kehamilan, dapat dikurangi. Tekanan hidrostatis juga membantu mendesak cairan yang tertahan dari jaringan ke dalam sirkulasi. Demikian pula sudah terbukti bahwa efek-lanjut olahraga air tidak seberat olahraga darat. Karena itu, kecil kemungkinannya mengalami sakit otot. Dan terakhir, namun penting, air memiliki efek terapi penenang, yakni membantu Ibu menjadi tenang dan cukup rileks.

Selain itu, air memperlambat gerakan kita. Artinya, jika telah terbiasa dengan latihan benturan tinggi dan refleks cepat, Ibu akan mampu menangani situasinya dengan lebih baik. Olahraga air merupakan cara yang sangat baik untuk melakukan latihan fisik, yang berat bila dilakukan di darat. Penyebabnya terutama karena gaya gravitasi dalam air lebih kecil.

Ketika memilih olahraga air, perlu diingat bahwa resistensi air lebih tinggi daripada resistensi udara. Karena itu, lebih sulit berjalan tegak atau bergerak daripada jika di darat. Resistensi ini juga terdapat di segala arah. Sesi latihan berkelompok menghasilkan turbulensi yang meningkatkan daya resistensi.

Pastikan suhu air dalam kolam sekitar 20 derajat Celsius. Air yang lebih panas mungkin akan meningkatkan elastisitas otot −sesuatu yang tidak Ibu inginkan. Air hangat dapat juga memacu sekresi ASI. Air dingin dapat menyusutkan pembuluh darah, memperburuk sistem sirkulasi saat berolahraga. Kedalaman air sebaiknya setinggi dada sehingga mendukung dasar panggul, dada, dan payudara. Kedalaman ini pun akan membantu Ibu melakukan gerak tubuh bagian atas. Ibu dapat memulai olahraga air segera sesudah berakhirnya bercak vagina. Biasanya, antara 3 hingga 5 minggu setelah persalinan.

Dari sekian olahraga air, berenang termasuk bagus untuk pascakelahiran karena membantu meningkatkan kemampuan otot kardio dan bermanfaat bagi otot. Mulailah dengan beberapa putaran dan dalam keadaan rileks, kemudian dengan kecepatan sedang dan lama. Gunakan gaya bebas dan hindari gaya rentan yang memaksa Ibu menjaga kepala tetap tinggi.

Istirahat dan relaksasi

Ibu mungkin sangat ingin mengembalikan bentuk tubuh, tetapi Ibu perlu beristirahat secukupnya. Sekalipun Ibu tidak biasa beristirahat lama atau tidur di siang hari, Ibu perlu merasa rileks sepanjang hari karena bermanfaat untuk Ibu dan bayi. Seorang ibu yang bahagia dapat memberi perhatian lebih baik kepada bayinya dibanding ibu yang tak bahagia.

Kelahiran bayi sangat mungkin akan menimbulkan banyak tekanan pribadi. Bahkan, mungkin jauh lebih besar dari apa yang diperkirakan dan dialami selama sembilan bulan kehamilan.

Stres sering terjadi dan perlu diperhatikan karena merupakan ancaman bagi tubuh Ibu, kesehatan anak, dan relasi dengan pasangan. Ketika stres menyerang, tubuh mulai menghemat semua fungsi internal yang dijalankannya dan membatasi hingga tingkat minimum apa yang perlu dipertahankan agar tetap hidup. Sejumlah aspek, seperti pencernaan, pembuangan racun, dan pernapasan yang efektif menjadi lemah. Singkatnya, semua energi tubuh diarahkan untuk melawan penyebab stres. Sayangnya, cara ini berjalan baik pada jaman lampau ketika stres terutama disebabkan oleh ancaman fisik, tetapi tidak untuk pemicu stres masa kini yang lebih bersifat mental. Namun demikian, tubuh bereaksi dengan cara yang sama terhadap stres.

Jika reaksi tubuh berlangsung lama, akan terjadi stres kronis dan pelemahan fungsi-fungsi tubuh.

Ada berbagai faktor yang terkait dengan stres pascakelahiran, entah faktor fisik atau pun mental. Faktor fisik meliputi kelelahan, kurang tidur, sakit kerampang, sembelit, nyeri sendi, kurang tenaga, sakit dan bengkak payudara, dan perubahan postur. Beberapa faktor pemicu stres mental meliputi persoalan menyangkut bayi, misalnya terus menangis, tidak mampu menenangkan bayi, kurang waktu, rasa kurang cakap sebagai ibu, rasa terasing dan sendirian dalam mengurus anak, dan ketidakmampuan menurunkan berat badan dengan cepat.

Reaksi tubuh terhadap stres meliputi kepala dan badan membungkuk, bahu terangkat, siku merapat ke badan, tangan mengepal, rahang mengatup, dan gigi gemeletuk. Laju denyut jantung umumnya meningkat selama stres, begitu pula tekanan darah dan kecepatan pernapasan.

Stres perlu ditangani, misalnya dengan metode relaksasi, agar tubuh dapat berfungsi secara normal. Tetapi, Ibu perlu memusatkan perhatian pada penyebabnya dan menyadari bahwa stres tidak hanya merugikan tubuh sendiri, melainkan juga bagi bayi secara tidak langsung. Jadi, manfaatkan waktu untuk rileks dan jalankan beberapa metode relaksasi agar lebih tenang dan damai.

Tiga metode relaksasi yang lazim digunakan adalah:

- *Metode Kontras* — Dalam metode ini, Ibu secara sadar mengencangkan dan merelaksasi semua otot besar tubuh satu per satu, mulai dari jari kaki hingga ke bahu dan wajah. Ibu dapat memulai dengan berbaring rileks, pusatkan perhatian pada satu otot, kontraksikan, tahan sebentar, dan lepaskan. Meski metode ini mudah dijalankan, mungkin sulit untuk mengencangkan atau mengendurkan otot yang terlalu tegang.

- *Visualisasi* — Disebut juga imaginasi. Metode ini, membutuhkan ruang yang tenang. Pejamkan mata, lalu mulailah menghidupkan gambaran bahagia dalam pikiran. Ini merupakan latihan psikologis, tetapi memiliki dampak langsung terhadap cara Ibu merasakan sesuatu.

- *Relaksasi psikologis* — Metode ini disebut juga metode Mitchell dan mencakup terapi perilaku inhibisi timbal-balik. Dalam metode ini salah satu otot harus dikendurkan ketika otot lain dikontraksi. Ibu perlu menjalankan teknik ini pada seluruh tubuh secara rutin.

  - Mulai dengan mengangkat kedua pundak ke arah telinga. Sadari kenyataan bahwa leher menjadi panjang

  - Jauhkan kedua siku dari tubuh perlahan-lahan

- Regangkan jemari dan rasakan peregangannya
- Putar pinggul ke arah luar, jaga agar kaki tidak rapat
- Gerakkan lutut ke posisi yang lebih nyaman
- Tekuk jari kaki ke arah wajah
- Tekan tubuh ke ranjang atau matras tempat Ibu telentang
- Tekan kepala ke bantal
- Sambil merapatkan bibir, turunkan dagu
- Pindahkan ujung lidah ke tengah mulut
- Tutup mata dan sadari suasana gelap yang terjadi
- Angkat alis
- Tarik nafas panjang sebisa mungkin dan hembuskan perlahan

Selesai melakukan sesi ini, lakukan lagi perlahan-lahan dengan penuh kesadaran.

Penting bahwa ketika beristirahat, Ibu mengenakan pakaian yang pantas dan nyaman, dan ketika di tempat latihan, Ibu tidak dapat mendengar tangisan bayi (artinya, ada orang lain yang mengawasinya atau Ibu menggunakan monitor bayi jika ia sedang tidur). Upayakan supaya tidak memikirkan pekerjaan yang belum tuntas dan hal-hal yang perlu dicapai sebelum akhir hari. Ini bukan saatnya untuk merencanakan kegiatan hari ini, minggu ini, atau kehidupan Ibu.

Perubahan Gaya Hidup

Dengan hadirnya sang bayi dalam kehidupan Ibu, terdapat sejumlah besar tugas tambahan selain olahraga. Ada gerakan khusus yang akan Ibu terapkan untuk menggendong, menyuap, dan bahkan, bermain bersama bayi. Karena itu, direkomendasikan agar Ibu tidak melakukan gerakan tiba-tiba yang dapat menimbulkan cedera.

Di bawah ini, tersedia beberapa petunjuk praktis yang perlu dilakukan dalam kaitannya dengan perubahan gaya hidup pascapersalinan.

- Duduk di tepi ranjang lalu bangun perlahan. Jaga agar lutut dan tungkai sejajar ketika bangun sehingga tidak membutuhkan banyak tenaga.

- Menggendong bayi di samping sering lebih disukai wanita; dengan cara ini, mereka dapat mengganti ke sisi yang lain jika lelah. Ada kecenderungan untuk sedikit menonjolkan sisi pinggul agar dapat menopang bayi. Posisi ini akan menimbulkan banyak tekanan pada spina area pinggang jika berlangsung lama.

- Pastikan agar tidak duduk bongkok ketika memberi ASI. Upayakan menggunakan kursi menyusu sehingga tubuh Ibu selalu tegak. Letakkan kaki di atas bantal atau bangku jika kaki tidak dapat menyentuh lantai.

- Jangan angkat bak mandi bayi jika penuh air. Pilih mandi bayi yang dapat diletakkan dalam bak yang lebih besar sehingga tidak terjadi masalah ketika menguras air.

- Siapkan meja ganti untuk bayi setinggi pinggang sehingga memudahkan kerja Ibu. Jika tidak tersedia, Ibu dapat berlutut di tepi ranjang sambil mengganti sang bayi.

AKHIR KATA UNTUK WANITA PENGIDAP SKOLIOSIS

Wanita pengidap skoliosis tidak perlu mengkhawatirkan kehamilan. Perubahan yang dialami selama kehamilan sama seperti yang terjadi pada wanita lain. Mengingat kondisi punggung Ibu, perhatian ekstra perlu diberikan, termasuk tidak melakukan pekerjaan yang terlalu menekan spina. Ikuti petunjuk tentang diet dalam buku ini sehingga Ibu makan makanan yang tepat demi kesehatan tulang punggung Ibu dan bayi. Lakukan latihan yang sudah dijelaskan, dan tidak ada hal yang perlu dicemaskan sama sekali.

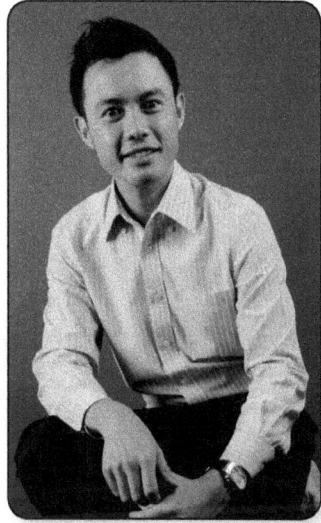

Mengenai kehamilan, ada banyak hal yang perlu Ibu ketahui sehingga dapat melewati masa sembilan bulan dan sesudahnya tanpa masalah berarti. Menganggap bahwa Ibu tidak akan menghadapi persoalan selama kehamilan ibarat bermimpi. Siapa yang tidak menghadapi masalah bila menyangkut kehamilan. Tubuh mengalami begitu banyak perubahan dalam berbagai aspek yang tidak pernah dialami sebelumnya.

Hal yang perlu dilakukan ialah memperhatikan apa yang terjadi dalam tubuh dan mengambil langkah-langkah khusus untuk mengelola perubahan ini secara efisien.

Makanan dan pola makan serta latihan merupakan aspek kunci dalam menangani kehamilan secara efisien. Pastikan Ibu menyantap makanan yang sehat dan kondusif untuk kesehatan tulang. Selain itu, jalani latihan fisik dengan tingkat kesulitan yang tepat agar Ibu sanggup menghadapi stres pada waktu kelahiran bayi dan sesudahnya.

Wanita yang berdisiplin dalam hal makanan dan latihan rutin mengalami jauh lebih sedikit masalah kehamilan dan persalinan.

Harap diingat bahwa selalu hadir penelitian dan teknik baru untuk membantu orang menghadapi situasi dan kondisi kesehatan dengan lebih baik. Tetap ikuti pelbagai riset baru yang dilakukan untuk membantu pasien skoliosis bersalin dengan lebih mudah.

Bagaimana pun, satu hal yang pasti ialah bahwa sejauh Ibu tetap makan sebagaimana mestinya untuk skoliosis dan kehamilan serta menganut gaya hidup aktif, Ibu akan mampu melewati masa hamil dan segera mendekap sang buah hati baru.

Jagalah kesehatan selalu, dan salam sehat sejahtera untuk Ibu dan sang bayi!

Dr. Kevin Lau D. C.

REFERENSI

1. Warren M.P., Brooks-Gunn J., Hamilton L.H., Warren L.F. and Hamilton W.G. (1986). Scoliosis and fractures in young ballet dancers: relation to delayed menarche and secondary amenorrhea. N Engl J Med, 314:1348—1353.
2. Nowak, A. and Czerwionka-Szaflarska. M. (1998) Clinical picture of mitral valve proplapse syndrome in children - a study of a selfselected material. Med Sci Monit, 4(2): 280-284
3. Akella P., Warren M.P., Jonnavithula S. and Brooks-Gunn J. (Sept, 1991) Scoliosis in ballet dancers. Med Probl Performing Artists. 84—86.
4. Tanchev, P.I., Dzherov, A.D., Parushev, A.D., Dikov, D.M., and Todorov, M.B. (Jun, 2000). Scoliosis in rhythmic gymnasts. Spine, vol 25 (issue 11): 1367-72
5. Omey, M.L., Micheli, L. J. and Gerbino, P.G. (2000). Idiopathic scoliosis and spondylolysis in the female athlete: Tips for treatment. Clinical orthopaedics and related research, 372, 74-84
6. Riseborough E. and Wynne-Davies R. (1973) A genetic survey of idiopathic scoliosis in Boston. J Bone Joint Surg Am, 55:974-982.
7. Czeizel A., Bellyei A., Barta O., et al. (1978) Genetics of adolescent idiopathic scoliosis. J Med Genet, 15:424-427.
8. Weinstein S.L., Zavala D.C. and Ponseti I.V. (Jun, 1981). Idiopathic Scoliosis: long-term follow-up & prognosis in untreated patients. J Bone Joint Surg Am, 63(5): 702-12.
9. Fayssoux, R.S., Cho, R.H. and Herman M.J. (2010) A History of Bracing for Idiopathic Scoliosis in North America Clin Orthop Relat Res, 468:654–64.
10. Coillard C., Circo A.B. and Rivard C.H. (November, 2010) SpineCor treatment for Juvenile Idiopathic Scoliosis: SOSORT award 2010 winner. Scoliosis, 5:25, doi: 10.1186/1748-7161-5-25.
11. Negrini S., Minozzi S., Bettany-Saltikov J., Zaina F., Chockalingam N., Grivas T.B., Kotwicki T., Maruyama T., Romano M. and Vasiliadis E.S. (2010) Braces for idiopathic scoliosis in adolescents. Cochrane Database of Systematic Reviews, Issue 1. Art. No.: CD006850.
12. Dale, E. Rowe, M.D., Saul, M. Bernstein, M.D., Max, F. Riddick, M.D., Adler, F. M.D., Emans. J.B. M.D. and Gardner-Bonneau, D. Ph.D. (May, 1997). A Meta-Analysis of the Efficacy of Non-Operative Treatments for Idiopathic Scoliosis, The Journal of Bone and Joint Surgery 79:664-74.
13. Nachemson, A.L. and Peterson, L.E. (1995). Effectiveness of treatment with a brace in girls who have adolescent idiopathic scoliosis. A prospective, controlled study based on data from the Brace Study of the Scoliosis Research Society. The Journal of Bone and Joint Surgery, 77(6), 815-822.
14. Dolan L.A. and Weinstein SL. (Phila Pa 1976; Sep, 2007) Surgical rates after observation and bracing for adolescent idiopathic scoliosis: an evidence-based review. Spine, 1: 32(19 Suppl): S91-S100.
15. Ogilvie J., Nelson L., Chettier R. and Ward K. (2009) Does bracing alter the natural history of Adolescent Idiopathic Scoliosis? Scoliosis, 4(Suppl 2): O59.
16. Karol L.A. (Phila Pa 1976; Sep, 2001). Effectiveness of bracing in male patients with idiopathic scoliosis, 26(18): 2001-5.
17. Weiss H.R. (Jan 1, 2001). Adolescent Idiopathic Scoliosis: The Effect of Brace Treatment on the Incidence of Surgery. Spine, 26(1), 42-47.
18. Morningstar M.W., Woggon D. and Lawrence G. (Sep, 2004) Scoliosis treatment using a combination of manipulative and rehabilitative therapy: a retrospective case series. BMC Muculoskelet Disord, 14(5): 32. REFERENCES 343
19. Dickson, R. A. and Weinstein, S. L. (Mar, 1999). Bracing (And Screening) — Yes Or No?, British Editorial Society of Bone and Joint Surgery, 81(2): 193-8.
20. Farley, D. (Jul, 1994). Correcting the curved spine of scoliosis - includes related article on X-ray safety. FDA Consumer. 28(6):26-29.
21. Humke T., Grob D., Scheier H. and Siegrist H. (1995) Cotrel-Dubousset and Harrington Instrumentation in idiopathic scoliosis: a comparison of long-term results. Eur Spine J, 4(5): 280-3.
22. Mohaideen A., Nagarkatti D., Banta J.V. and Foley C.L. (Feb, 2007) Not all rods are Harrington - an overview of spinal instrumentation in scoliosis treatment. Pediatr Radiol, 30(2): 110-8.

23. Steinmetz M.P., Rajpal S. and Trost G. (Sep, 2008) Segmental spinal instrumentation in the management of scoliosis. Neurosurgery, 63(3 Suppl): 131-8.

24. Margulies J.Y., Neuwirth M.G., Puri R., Farcy F.V. and MirovskyY. (Apr, 1995) Cotrel Dubousset and Wisconsin segmental spine instrumentation: comparison of results in adolescents with idiopathic scoliosis King Type II. Contemp Orthop, 30(4): 311-4.

25. Sucato D.J. (Phila Pa 1976; Dec, 2010) Management of severe spinal deformity: scoliosis and kyphosis. Spine, 35(25): 2186-92.

26. Shamji M.F. and Isaacs R.E. (Sep, 2008) Anterior-only approaches to scoliosis. Neurosurgery, 63(3 Suppl): 139-48.

27. Wilk B., Karol L.A., Johnston C.E., 2nd, Colby S. and Haideri N. (2006) The Effect of Scoliosis Fusion Surgery on Spinal Ranges of Motion: a Comparison of Fused & Nonfused Patients with

28. Idiopathic Scoliosis. Spine, 31(3): 309-314. 344 HEALTH IN YOUR HANDS

29. Yawn, B.P., Yawn, R.A., Roy A. (Sep 15, 2000). The estimated cost of school scoliosis screening. Spine, 25(18):2387-91.

30. Danielsson, A.J., Wiklund, I. , Pehrsson, K. and Nachemson, A.L. (Aug, 2001). Health-related quality of life in patients with adolescent idiopathic scoliosis: a matched follow-up at least 20 years after treatment with brace or surgery. European Spine Journal. 10(4), 278-288

31. Akazawa1, T., Minami1, S., Takahashi1 K., Kotani1 T., Hanawa T. and Moriya1 H. (Mar, 2005) Corrosion of spinal implants retrieved from patients with scoliosis. J Orthop Sci, 10(2):200-5.

32. Wilk B., MS; Karol L.A., MD; Johnston C.E., II MD; Colby S. and Haideri, N. PhD (Feb 22, 2006). The Effect of Scoliosis Fusion Surgery on Spinal Ranges of Motion: a Comparison of Fused & Nonfused Patients with Idiopathic Scoliosis. Spine, 31(3):309-314.

33. Donovan P. (Mar 21, 2008). Grow Your Own Probiotics, Part 1: Kefir, NaturalNews, Naturalnews. com, http://www.naturalnews. com/022822.html.

34. Nachemson AL, Peterson LE. Effectiveness of treatment with a brace in girls who have adolescent idiopathic scoliosis. A prospective, controlled study based on data from the Brace Study of the Scoliosis Research Society. J Bone Joint Surg Am. June 1995;77(6):815-822.

35. Mary G. Enig, PhD. (Dec 31, 2000). Fatty Acid Requirements for Women, Weston A. Price, www. westonaprice.org , http://wwwwestonaprice.org/know-your-fats/fatty-acid-requirements-for-women.

36. Pam Schoenfeld . (Apr 1, 2011). Vitamin B6, The Under-Appreciated Vitamin, Weston A. Price, http://wwwwestonaprice.org/vitamins-and-minerals/vitamin-b6-the-under-appreciated-vitamin.

37. NRC (National Research Council). Recommended dietary allowances. 10th ed. Washington, DC: National Academy of Sciences, 1989.

38. Clapp JF III. Exercise in pregnancy: a brief clinical review. Fetal Medical Review1990;161:1464–9.

39. Artal R, Wiswell RA, Drinkwater BL, eds. Exercise in pregnancy. 2nd ed. Baltimore: Williams and Wilkins, 1991.

40. Frequently Asked Questions, National Scoliosis Foundation, http://www.scoliosis.org/faq.php.

41. Dr. Stuart Weinstein, Prof of Orthopedic Surgery, University of Iowa. (July, 2008). Scoliosis, Questions and Answers about Scoliosis in Children and, National Institute of Arthiritis and Musculoskeletal and Skin Diseases (NIAMS), http://www.niams.nih.gov/Health_Info/Scoliosis/.

42. Jason C. Eck, DO, MS. Scoliosis, MedicineNet, http://www.medicinenet.com/scoliosis/article. htm.

43. Caroline Arbanas. (Sep 5, 2007). Scoliosis gene discovered, may assist in diagnosis, treatment, Washington University in St. Louis, http://news.wustl.edu/news/Pages/9935.aspx.

44. Raynham, MA. (December 1, 2010). New Study Shows DNA Test Highly Accurate In Predicting Curve Progression in Scoliosis Patients, J&J, http://www.jnj.com/connect/news/all/new-study-shows-dna-test-highly-accurate-in-predicting-curve-progression-in-scoliosis-patients.

45. Dr. Kevin Lau D.C. (2010), Your Plan for Natural Scoliosis Prevention and Treatment, Health in Your Hands, Third Edition, Pg 33

46. Betz-RR; Bunnell-WP; Lambrecht-Mulier-E; MacEwen-GD J-Bone-Joint-Surg-Am. 1987 Jan; 69(1): 90-6 http://www.scoliosisnutty.com/pregnancy-scoliosis.php.

47. In-Depth Report, Scoliosis, Surgery (November 28, 2011), NY Times, http://health.nytimes.com/ health/guides/disease/scoliosis/surgery.html.

48. Singer, Katie, The Garden of Fertility: A Guide to Charting Your Fertility Signals to Prevent or Achieve Pregnancy--Naturally--and to Gauge Reproductive Health, Avery/Penguin, 2004.

49. Built in Birth Control: How Too Much – Or Too Little – Body Fat Could Be Harming Your Fertility, A Special Report from Getting-Pregnant.com, http://www.getting-pregnant.com.

50. Linda Bradley, Menstrual Dysfunction, Cleveland Clinic, Center for Continuing Education, Disease Management Project, http://www.clevelandclinicmeded.com/medicalpubs/diseasemanagement/womens-health/menstrual-dysfunction/.

51. Kristen Burgess. A 7 Part Natural Fertility Course, Getting-Pregnant, http://www.getting-pregnant.com.

52. Lisa Bianco-Davis. (September 20, 2005), Modern Baby Books: Full of Bad Advice Weston A. Price Foundation, http://wwwwestonaprice.org/childrens-health/modern-baby-books.

53. Guidelines of the American College of Obstetricians and Gynecologists for exercise during pregnancy and the postpartum period, British Journal of Sports Medicine, http://bjsm.bmj.com/cgi/content/full/37/1/6.

54. Weston A. Price Foundation. (January 10, 2004), Diet for Pregnant and Nursing Mothers, Weston A. Price Foundation, http://wwwwestonaprice.org/childrens-health/diet-for-pregnant-and-nursing-mothers.

55. What to Expect When You're Expecting by Arlene Eisenberg, Heidi E Murkoff & Sandee E Hathaway, BSN, Workman Publishing Company, 2002.

56. Dr. Kevin Lau D.C. (2010), Your Plan for Natural Scoliosis Prevention and Treatment, Health in Your Hands, Third Edition, Pg 77.

57. Sally Fallon and Mary G. Enig, PhD. (March 29, 2002), Vitamin A Saga, Weston A. Price Foundation, http://wwwwestonaprice.org/fat-soluble-activators/vitamin-a-saga.

58. Jane E. Brody. (October 7. 1995), Study Links Excess Vitamin A and Birth Defects, The New York Times, http://www.nytimes.com/1995/10/07/us/study-links-excess-vitamin-a-and-birth-defects.html.

59. Kenneth J. Rothman and et al. (November 1995), The New England Journal of Medicine: Teratogenicity of High Vitamin A Intake.

60. AAP News Room. (October 13.2008), New Guidelines Double The Amount Of Recommended Vitamin D, American Academy of Pediatrics, http://www.aap.org/pressroom/nce/nce08vitamind.htm.

61. Devereux G. Early life events in asthma – diet. Pediatr Pulmonol. 2007;42(8):663-73.

62. Hoogenboezem, T. Degenhart, H. J. De Muinck Keizer-Schrama, et al., "Vitamin D Metabolism in Breast-Fed Infants and their Mothers," Pediatric Research, 1989; 25: 623-628.

63. Ala-Houhala, M. Koskinen, T. Terho, A. Koivula, T. Visakorpi, J. "Maternal compared with infant vitamin D supplementation," Archives of Disease in Childhood, 1986; 61: 1159-1163.

64. American Academy of Pediatrics, Committee on Nutrition. "The prophylactic requirement and the toxicity of vitamin D," Pediatrics, March 1963; 512-525.

65. Standing Committee on the Scientific Evaluation of Dietary Reference Intakes and its Panel on Folate, Other B Vitamins, and Choline and Subcommittee on Upper Reference Levels of Nutrients, Food and Nutrition Board, Institute of Medicine. Dietary Reference Intakes for Thiamin, Riboflavin, Niacin, Vitamin B6, Folate, Vitamin B12, Pantothenic Acid, Biotin, and Choline. Washington, DC: National Academy Press (1998) pp. 196-305.

66. Kelly P, McPartlin J, Goggins M, Weir DG, Scott JM. Am J Clin Nutr. 1997;65(6):1790-5.

67. Zeisel, SH. The fetal origins of memory: the role of dietary choline in optimal brain development. J Pediatr. 2006;149:S131-S136.

68. Standing Committee on the Scientific Evaluation of Dietary Reference Intakes and its Panel on Folate, Other B Vitamins, and Choline and Subcommittee on Upper Reference Levels of Nutrients, Food and Nutrition Board, Institute of Medicine. Dietary Reference Intakes for Thiamin, Riboflavin, Niacin, Vitamin B6, Folate, Vitamin B12, Pantothenic Acid, Biotin, and Choline. Washington, DC: National Academy Press (1998) pp. 399-422.

69. Rees WD, Wilson FA, Maloney CA. Sulfur amino acid metabolism in pregnancy: the impact of methionine in the maternal diet. J Nutr. 2006;136(6 Suppl):1701S-1705S.

70. Brooks AA, Johnson MR< Steer PJ, Pawson ME, Abdalla HI. Birth weight: nature or nurture? Early Human Dev. 1995;42(1):29-35.

71. Crawford MA. Postgrad Med J 1980 Aug;56(658):557-62.

72. Al MD, van Houwelingen AC, Hornstra G. Am J Clin Nutr 2000 Jan;71(1 Suppl):285S-91S.

73. Dr. Kevin Lau D.C. (2010), Your Plan for Natural Scoliosis Prevention and Treatment, Health in Your Hands, Third Edition, Pg 126.

74. Dr. Kevin Lau D.C. (2010), Your Plan for Natural Scoliosis Prevention and Treatment, Health in Your Hands, Third Edition, Pg 145.
75. Dr. Kevin Lau D.C. (2010), Your Plan for Natural Scoliosis Prevention and Treatment, Health in Your Hands, Third Edition, Pg 180.
76. Dr. Kevin Lau D.C. (2010), Your Plan for Natural Scoliosis Prevention and Treatment, Health in Your Hands, Third Edition, Pg 89.

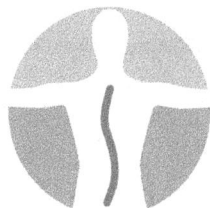

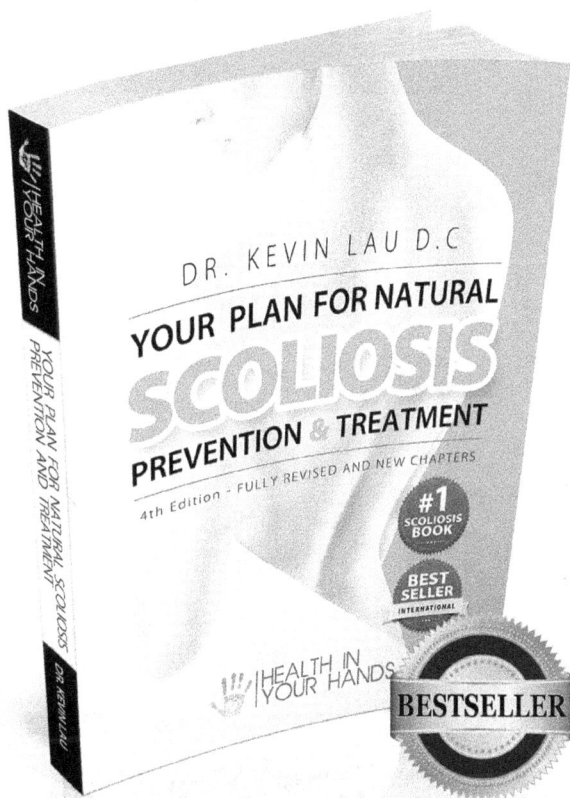

Sebuah program diet dan latihan yang benar-benar alami, aman, teruji dan terbukti untuk menyembuhkan dan mencegah skoliosis!

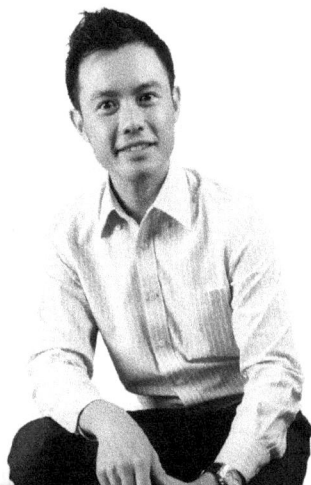

DR. KEVIN LAU D.C

YOUR PLAN FOR NATURAL

SCOLIOSIS

PREVENTION & TREATMENT

4th Edition - FULLY REVISED AND NEW CHAPTERS

#1 SCOLIOSIS BOOK

BEST SELLER INTERNATIONAL

HEALTH IN YOUR HANDS

BESTSELLER

Dalam "Program Pencegahan dan Pengobatan Skoliosis", Anda akan:

- Menyibak penelitian paling mutakhir tentang penyebab skoliosis yang sesungguhnya
- Menemukan bagaimana rungkup dan bedah hanya mengobati gejala, bukan akar masalah skoliosis
- Mengetahui terapi terakhir mana yang berhasil, mana yang tidak, dan mengapa
- Mengetahui gejala-gejala skoliosis yang paling lazim dijumpai pada pengidap
- Mengetahui bagaimana penilaian cepat terhadap skoliosis pada remaja dapat membantu kualitas hidup mereka pada tahun-tahun kemudian
- Menemukan satu-satunya buku di dunia yang mengobati skoliosis dengan mengendalikan cara gen skoliosis diekspresikan
- Mengerti secara mendalam tentang bagaimana peran otot dan ligamen pada jenis-jenis skoliosis biasa
- Mengubah suai rutinitas latihan sesuai keunikan skoliosis dan bahkan jadwal tersibuk Anda
- Mengetahui latihan fisik mana yang paling efektif untuk skoliosis dan mana yang harus dihindari sama sekali
- Menemukan tip dan trik untuk menyesuaikan postur dan mekanika tubuh guna meringankan nyeri punggung.
- Mengetahui postur tubuh terbaik untuk duduk, berdiri, dan tidur.

DVD Olahraga untuk Pencegahan dan Perbaikan Skoliosis merupakan hasil seleksi seksama atas latihan-latihan fisik yang bisa Anda lakukan untuk membalikkan skoliosis di tengah kenyamanan rumah Anda.

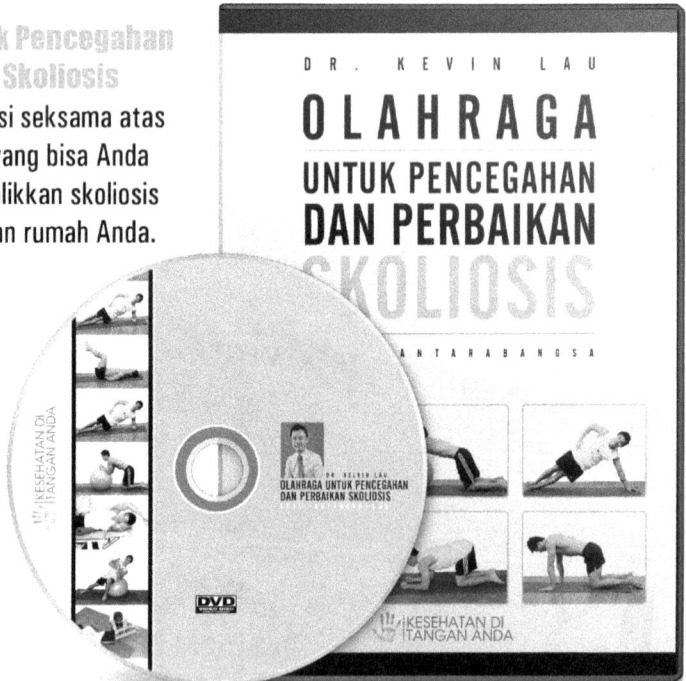

DR. KEVIN LAU

OLAHRAGA
UNTUK PENCEGAHAN
DAN PERBAIKAN
SKOLIOSIS

ANTARABANGSA

DR. KEVIN LAU
OLAHRAGA UNTUK PENCEGAHAN
DAN PERBAIKAN SKOLIOSIS

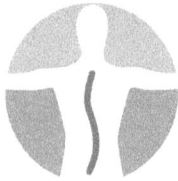

KESEHATAN DI
TANGAN ANDA

Terbagi ke dalam tiga bagian yang mudah dicerna, DVD ini akan menghantar Anda melewati berbagai langkah untuk mulai membangun kembali dan menjadikan tulang belakang Anda kembali seimbang. Bagian-bagian yang komprehensif mencakup segalanya, mulai dari Peregangan Penyeimbangan Tubuh untuk Membangun Poros Tubuh Anda dan sejumlah Olahraga Penjajaran Tubuh yang telah dirancang dan dipilih secara cermat oleh dr. Kevin Lau.

Bagi siapa pun yang menderita skoliosis, keuntungan utama dari DVD ini adalah:

- Menyajikan enam puluh-menit pengembangan ringkas atas buku dr. Lau dengan judul yang sama, Program Pencegahan dan Penyembuhan Skoliosis untuk Anda.

- Bagian Penyeimbangan Tubuh dalam DVD menjabarkan secara terperinci teknik peregangan yang benar untuk pengidap skoliosis guna menghilangkan kekakuan.

- Bagian Membangun Poros Tubuh menitikberatkan penguatan otot yang memberikan tulang belakang Anda stabilitas.

- Olah Raga Penjajaran Tubuh akan memperbaiki secara menyeluruh kesejajaran tulang belakang Anda.

- Semua latihan fisik yang merupakan bagian penting di dalam DVD cocok untuk rehabilitasi pra- dan pasca-operasi skoliosis.

- Aman, bahkan bagi mereka yang sedang kesakitan.

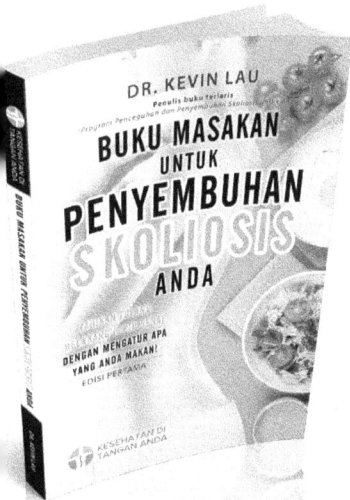

Memperkuat tulang belakang, dengan satu kali makan sekaligus!

'Buku Masakan untuk Pengobatan Skoliosis Anda' - merupakan salah satu jenis buku yang tidak pernah ada sebelumnya, karena dapat menyesuaikan pola makan anda dengan lebih dari 100 kelezatan resep, resep yang akan membentuk tulang belakang untuk mengobati skoliasis anda! Buku ini akan membawa anda pada rahasia yang menakjubkan dan sudah teruji waktu, rahasia dari nutrisi yang optimal bagi kesehatan tulang belakang yang tersaji dalam bentuk panduan yang mudah untuk diikuti. Anda cukup mengikuti langkah demi langkah petunjuk tentang cara untuk mengetahui makanan yang tepat untuk metabolisme dan gen. Setelah selesai, hal yang perlu anda lakukan adalah mengambil/ membuat resep sesuai dengan selera anda dan memilih bahan yang sesuai dengan hasil dari Jenis Metabolis anda.

Apa yang dapat anda harapkan:

Mengurangi rasa sakit terkait dengan skoliosis

Memperkuat otot anda

Mengendurkan kekakuan otot

Menyeimbangkan hormon anda

Meningkatkan pertumbuhan tulang belakang dan perkembangannya

- Meningkatkan tingkat energi anda
- Mencegah degenerasi tulang belakang
- Membantu mencapai ukuran tubuh ideal anda
- Memperkuat sistem kekebalan tubuh
- Peningkatan tidur

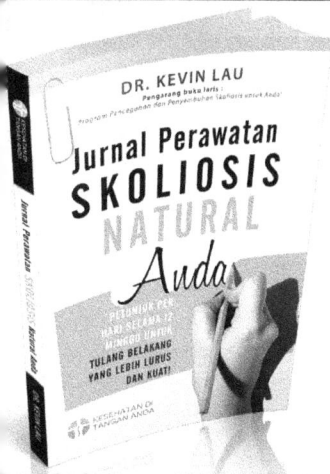

Petunjuk per hari selama 12 minggu untuk tulang belakang yang lebih lurus dan kuat!

Dalam buku laris di Amazon.com 'Perencanaan Anda terhadap Pencegahan dan Penanganan Skoliosis secara Alami', Dr. Kevin Lau menawarkan pengetahuan praktis yang mendasar bagi keberhasilan perawatan kesehatan Anda selama 12 minggu. Berdasarkan riset dan pengembangan oleh Dr. Kevin Lau, buku ini menghadirkan rencana penanganan skoliosis yang terbukti aman, dapat diterima dan mudah diikuti. Petunjuk langkah demi langkah sederhana yang memandu Anda menuju perbaikan kesehatan tulang belakang.

Program Dr. Lau dirancang secara universal agar bermanfaat bagi semua penderita skoliosis. Muda ataupun tua, tak memandang seberapa ringan atau parahnya skoliosis Anda, semua orang akan mendapatkan manfaat dari program ini.

Operasi

DR. KEVIN LAU

PEMBEDAHAN SKOLIOSIS LENGKAP

BUKU PANDUAN BAGI PARA PASIEN

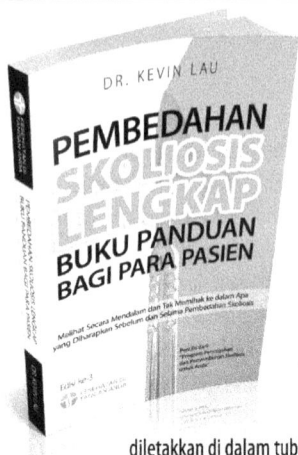

Melihat Secara Mendalam dan Tak Memihak ke dalam Apa yang Diharapkan Sebelum dan Selama Pembedahan Skoliosis

Melihat secara mendalam dan tak memihak ke dalam apa yang diharapkan sebelum dan selama pembedahan skoliosis

Pembedahan skoliosis tidak harus menjadi suatu pengalaman menakutkan, bermasalah dan mencemaskan. Kenyataannya, dengan informasi, saran dan pengetahuan yang tepat Anda dapat miliki kemampuan untuk membuat keputusan yang pasti dan berpengetahuan tentang pilihan pengobatan yang terbaik dan paling sesuai.

Buku terbaru Dr. Kevin Lau akan membantu Anda untuk menemukan informasi terkini dan penting yang akan memandu Anda dalam membuat keputusan tentang kesehatan tulang belakang Anda di masa depan.

Anda akan:

- **Mempelajari** lebih lanjut tentang rincian pembedahan skoliosis - Termasuk memahami komponen pembedahan itu sendiri seperti mengapa batang diletakkan di dalam tubuh Anda selama pembedahan (fusi) yang dimaksudkan untuk tetap berada di sana.

- **Mengungkap** fakta serius - Sebagai contoh, Anda akan mengetahui bahwa setelah pembedahan, ada kemungkinan Anda tidak akan kembali ke keadaan normal sepenuhnya, dalam penampilan atau tingkat aktivitas.

- **Menemukan** faktor yang menentukan prognosis jangka panjang Anda, termasuk studi kasus terperinci.

- **Mempelajari** bagaimana cara mengevaluasi risiko dengan benar yang terkait dengan berbagai jenis pembedahan skoliosis.

- **Mendapatkan** tips tentang cara untuk mengusahakan pembedahan Anda dan bagaimana memilih waktu, tempat dan dokter bedah yang terbaik untuk kebutuhan Anda.

- **Menemukan** lebih dari 100 ilustrasi untuk membantu membuatnya mudah untuk dibaca dan dipahami.

Kehamilan

DR. KEVIN LAU D.C

PANDUAN ESENSIAL UNTUK SKOLIOSIS DAN KESEHATAN KEHAMILAN

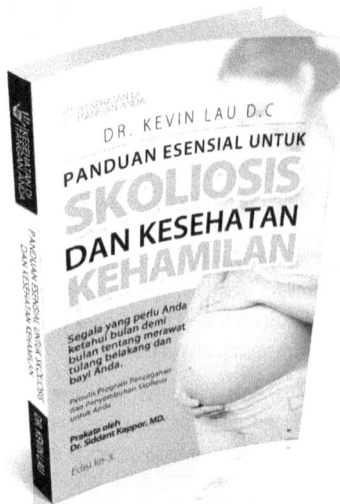

Segala yang perlu Anda ketahui bulan demi bulan tentang merawat tulang belakang dan bayi Anda.

Segala yang perlu Anda ketahui bulan demi bulan tentang merawat tulang belakang dan bayi Anda.

"Panduan Esensial untuk Skoliosis dan Kesehatan Kehamilan" merupakan panduan bulan demi bulan yang mencakup segala yang perlu diketahui tentang perawatan tulang belakang dan bayi Anda. Buku ini mendukung dan memperkuat perasaan Anda di sepanjang perjalanan mempesona Anda menuju kelahiran bayi sehat Anda.

Buku ini menyediakan jawaban dan nasihat pakar untuk wanita hamil yang menderita skoliosis. Penuh dengan informasi untuk mengatasi gejolak fisik dan emosi kehamilan selama skoliosis. Sejak mengandung hingga melahirkan dan seterusnya, panduan ini akan menuntun Anda menjadi seorang ibu yang bahagia dan bangga dengan kelahiran seorang bayi baru yang sehat.

Scoliotrack

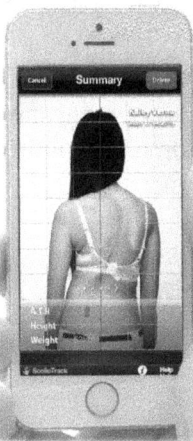

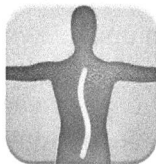

ScolioTrack merupakan cara aman dan inovatif untuk melacak keadaan skoliosis seseorang bulan demi bulan dengan menggunakan meteran akselerator iPhone sebagaimana dokter melakukannya dengan skoliometer. Skoliometer adalah alat yang digunakan untuk memperkirakan besarnya lengkungan pada spina seseorang dan dapat juga digunakan sebagai alat bantu selama proses pendeteksian, atau sebagai tindak lanjut terhadap skoliosis, suatu kelainan bentuk spina karena spina melengkung secara abnormal.

Unduh di **App Store**   DAPATKAN DI **Google** play

Fitur Aplikasi:

- Dapat digunakan oleh banyak pengguna dan data mereka dapat disimpan dengan aman dalam iPhone untuk pemeriksaan mendatang
- Melacak dan menyimpan ukuran Sudut Rotasi Poros Spina (Angle of Trunk Rotation, ATR), suatu ukuran kunci dalam mendeteksi dan merencanakan terapi terhadap skoliosis
- Menampilkan umpan berita terbaru tentang skoliosis agar pengguna tetap mendapatkan info terbaru

- Melacak tinggi dan berat badan ideal remaja yang sedang bertumbuh dan mengidap skoliosis atau orang dewasa yang peduli terhadap kesehatan
- Perkembangan skoliosis ditunjukkan dalam grafik sehingga perubahannya bulan demi bulan dapat diamati dengan mudah.

Skoliometer

10°

Telah hadir pemindai skoliosis mutakhir : Aplikasi skoliometer

Skoliometer adalah perangkat bermanfaat dan berinovasi tinggi bagi para professional di bidang medis, para dokter dan siapa saja yang ingin melakukan pemeriksaan skoliosis di rumah. Kami persembahkan perangkat yang selalu tersedia, memiliki tingkat akurasi yang tinggi namun dengan harga yang lebih terjangkau. Para dokter dan professional di bidang medis yang mencari sebuah metode yang sederhana, cepat dan sempurna untuk mengukur pembengkokan pada tulang belakang dapat beralih menggunakan perangkat ini.

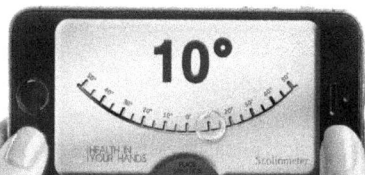

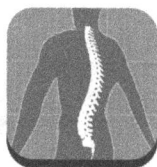

Unduh di **App Store**   DAPATKAN DI **Google** play

230

TETAP TERHUBUNG

Tetaplah terhubung dengan kiat, berita, dan update kesehatan terbaru dari dokter Lau melalui situs media sosial di bawah ini. Join dengan "Kesehatan di Tangan Anda" di laman Facebook agar dapat mengajukan pertanyaan kepada dr. Kevin Lau tentang bukunya, atau pertanyaan umum seputar aplikasi iPhone ScolioTrack, atau DVD olah raga untuk skoliosis:

facebook https://www.facebook.com/Skoliosis.id

You Tube www.youtube.com/DrKevinLau

Blogger www.DrKevinLau.blogspot.com

twitter www.twitter.com/DrKevinLau

Linked in http://sg.linkedin.com/in/DrKevinLau

Instagram www.instagram.com/hiyh.info/

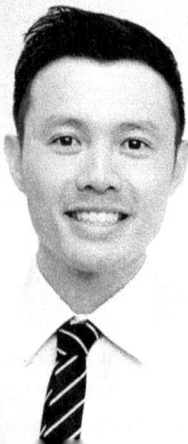

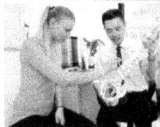
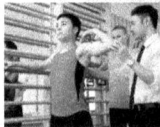
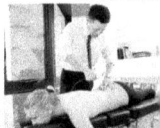

www.ingramcontent.com/pod-product-compliance
Lightning Source LLC
Chambersburg PA
CBHW062218270326
41930CB00009B/1773